Babyflüste

Seelenbegegnungen mit Kindern der neuen Zeit

Kinderwunsch, Schwangerschaft und Geburt

Triquestra Verlag

Babyflüstern Teil 1:

Seelenbegegnungen mit Kindern der neuen Zeit

Kinderwunsch, Schwangerschaft und Geburt

Triquestra Verlag

Buch- und CD-Cover: Patricia Hellrigl, www.body-light-and-soul.at

Layout: Werkgemeinschaft Buchbande, Tiberius Q. Aquila

Coverfoto: Luis Molinero/Shutterstock.com

Foto Seite 269: Sabine Windsor, www.fotoandstyle.com

Druck: Druckerei Theiss, A-9431 St. Stefan im Lavanttal

ISBN 978-3-9503721-2-0

www.triquestra.at

INHALTSVERZEICHNIS

VORWORT

Seit mehr als zehn Jahren ist die telepathische Kommunikation ein selbstverständlicher Teil meines Lebens. Davor war ich durch mein Studium der Betriebswirtschaft und Psychologie eher an der grobstofflichen Welt der Zahlen, Daten und Fakten orientiert.
Alles veränderte sich durch meine Stute, die mich durch ihr Verhalten und ihre körperlichen Erkrankungen dazu herausforderte, mich mit der feinstofflichen Ebene zu beschäftigen und ein Tierkommunikations-Seminar zu besuchen.
Ich nehme seither Gefühle, Körperempfindungen und Gedanken der Tiere wahr und tausche mich auf seelischer Ebene intensiv mit ihnen aus. Sehr bald traten auch Kinder telepathisch in Kontakt zu mir.
In meiner Tätigkeit als Energetikerin und Tierkommunikatorin kam es immer wieder vor, dass Babys sich (auch aus dem Mutterleib) in energetische Sitzungen und Tiergespräche einmischten und auch etwas zu sagen hatten. Damals war mir klar, dass die telepathische Kommunikation mit allen lebenden Wesen funktioniert, doch ich hatte einigen Respekt davor, mit Menschen auf diese Weise zu kommunizieren.
Die Babys und Kleinkinder waren sehr energisch in ihrer Forderung, Babyflüstern solle genauso normal und bekannt werden wie Tierkommunikation. Dieser Vehemenz hatte ich nichts entgegenzusetzen und so begann ich, auch mit Kindern und Babys telepathisch zu kommunizieren.
In den Beratungen erlebe ich, wie klar Kinder sich ausdrücken und über welch großen Durchblick sie verfügen. Wenn man Babys erlaubt, sich einzubringen, und sich auf ihre Welt einlässt, können

die meisten Probleme vermieden oder im Ansatz gelöst werden. Werdende Eltern, die die Weisheit der Seelen ihrer Kinder anerkennen, können sich mit ihnen energetisch verbinden und bei Problemen ihren Rat einholen. Dadurch gelingt es den Eltern, sich auf die tief gehenden Prozesse einzulassen, in denen sie sich befinden. Die Antworten der Kinder-Seelen helfen den Eltern, sich selbst und die Vorbereitung auf die Elternschaft besser zu verstehen.

Mir ist es ein großes Anliegen, werdenden Müttern und Vätern zu ermöglichen, selbst mit ihren Kindern zu kommunizieren. Das vorliegende Buch bietet alle Möglichkeiten dazu.

Der Folgeband „Babyflüstern Teil 2" wird sich mit der Zeit nach der Geburt, ca. bis zum Schuleintritt beschäftigen.

Ich danke Ihnen, liebe Leserin, lieber Leser, dafür, dass Sie sich für diesen Weg entschieden haben, und wünsche Ihnen eine wunderbare Reise in Ihr Herz. Denn dort finden Sie alles, was Sie brauchen, um ein Kind der neuen Zeit zu begleiten.

Mein Dank gilt auch den wunderbaren Eltern, die sich die Zeit genommen haben, mir für das Ausarbeiten der Fallbeispiele Einblick in ihre Erfahrungen zu geben. Der tiefe Prozess, durch den ich beim Schreiben eines Buches immer gehe, wurde durch euch bereichert und intensiviert. Vielen Dank für eure Offenheit und Unterstützung!

EINLEITUNG

Kinder der neuen Zeit sind große Seelen in kleinen Körpern. Sie fordern ihre Eltern heraus, manchmal lange, bevor sie überhaupt gezeugt werden.
Kinder der neuen Zeit reagieren auf alle Ängste, Blockaden, Traumata, Verstrickungen etc. ihrer zukünftigen Eltern. Babys zeigen Probleme auf und geben (wenn man sie danach fragt) bereitwillig Auskunft darüber, was ihre Eltern gerade lernen dürfen. Manchmal wirkt es, als hätten die Kinder den weit größeren Durchblick als die Erwachsenen, vor allem, wenn es um energetische Zusammenhänge geht.
Dieses Buch soll werdende Mütter und Väter dabei unterstützen, eine Verbindung zu ihrem ungeborenen Kind aufzubauen.
Das Buch ist in drei große Bereiche gegliedert:

1. Kinderwunsch
2. Schwangerschaft
3. Geburtsvorbereitung

Je nachdem, wann Eltern dieses Buch zu lesen beginnen, können sie sofort zum jeweiligen Kapitel wechseln. Die zahlreichen Meditationen dienen zur Unterstützung bei allen Erfahrungen. Es gibt vieles zu bewältigen, aber noch wichtiger: Es gilt auch, jede einzelne Phase zu genießen.
Dieses Buch ist weder zur Wissensvermittlung gedacht noch als Ratgeber. Es ist ein Buch, das Frauen und Männern, die sich auf die spannende Reise in ihre Elternschaft begeben möchten, begleitet. Patentrezepte werden keine geliefert, denn diese gibt es bei Kindern der neuen Zeit nicht. Stattdessen sollen Eltern dazu angeleitet werden, individuelle Antworten selbst zu finden.

Um von einer höheren Perspektive aus die Sichtweise der Kinder der neuen Zeit zu vermitteln, haben sich zwei Lichtwesen zur Verfügung gestellt, gechannelte Botschaften beizusteuern: die aufgestiegene Meisterin Maria und der aufgestiegene Meister Kuthumi. In den Kapiteln wechseln sich daher Theorie, Meditationen (die auch auf der beigefügten CD enthalten sind) und Channelings ab. Ausgewählte Fallbeispiele ergänzen die Kapitel und sollen anschaulich darstellen, wie man sich das Kommunizieren mit ungeborenen Babys in der Praxis vorstellen kann und was es bewirken kann.

Um die verschiedenen Texte optisch besser unterscheiden zu können, wurden die Meditationen grau unterlegt, die Fallbeispiele umrahmt und die Channelings kursiv gedruckt.

Hinweis

In den Übungen und Meditationen wird der Leser/die Leserin mit „Du" angesprochen, da die Sie-Form eine zu große Distanz aufbauen würde.

Die Meditationen ermöglichen werdenden Eltern, sich auf innere Prozesse einzulassen. Die Form der Meditation ist deshalb wesentlich, weil man aus dem Tagesbewusstsein hinabsteigt in eine tiefere Ebene der Entspannung. In diesem Zustand ist man sehr empfänglich für Botschaften der Kinder, aber auch von Lichtwesen.

Hinweis

Die Meditationen können liegend oder sitzend durchgeführt werden. Im Liegen kann es leicht passieren, dass man einschläft und dann nichts mehr bewusst mitbekommt. Im Unterbewusstsein wirken die Meditationen dennoch, allerdings kann es besonders dann, wenn man zu Erkenntnissen gelangen oder Kontakt zum eigenen Kind aufnehmen möchte, wichtig sein, wach zu bleiben. In diesen Fällen ist eine sitzende Position (bei der man sich auch etwas zum Mitschreiben herrichten kann) zu empfehlen. Mit einiger Übung können die meisten gut zwischen dem inneren Erleben während der Meditation (mit geschlossenen Augen) und dem Notieren der Botschaften (mit offenen Augen) wechseln.

Für ungeborene Babys ist es oft von großer Wichtigkeit, Kontakt mit der Welt außerhalb des Bauchs ihrer Mutter aufzunehmen. Sie wollen andere Menschen kennenlernen, mit ihnen interagieren. Zuallererst mit ihren Eltern.

Dieses Buch soll eine Brücke von den Babys zu ihren Eltern schlagen. In geführten Meditationen erhält man die Chance, Kontakt mit dem ungeborenen Kind aufzunehmen und den Weg bis zur Geburt wahrlich gemeinsam zu gehen. Nicht nur körperlich und emotional, sondern auch mental und seelisch verbunden. Als eine Familie, die durch eine unendlich weise, noch sehr mit ihrem göttlichen Ursprung verbundene Seele bereichert wird.

TELEPATHIE

Babyflüstern beruht auf dem Phänomen der Telepathie. Dieser Begriff ist aus dem Griechischen abgeleitet und bedeutet die Übertragung von Gefühlen (Pathos) auf Entfernung (Tele). Die telepathische Kommunikation ist allerdings nicht darauf beschränkt, Gefühle auszutauschen. Vielmehr können Informationen unterschiedlichster Art (Bilder, Gedanken, Worte, Gerüche, Geschmack) übermittelt werden.

Gedanken sind Energie

Die Quantenphysik geht davon aus, dass das Gehirn über Fähigkeiten verfügt, die die bisherige Wissenschaft nicht erfassen konnte. Es verarbeitet nicht nur Sinneswahrnehmungen und koordiniert Verhaltensweisen, sondern kann Energie-Wellen aussenden und empfangen, die auf feinstofflichem Wege übertragen werden.
Jeder Gedanke, der im Gehirn existiert, strahlt in ein feinstoffliches Feld, in dem er an andere Gehirne weitergeleitet und gespeichert wird. Die geographische Distanz von Sender und Empfänger ist dabei unerheblich. Gedankenübertragung benötigt keine Zeit und funktioniert weltweit.
Telepathie ist eine uralte, natürliche Form der Kommunikation. Von Naturvölkern wird berichtet, dass sie sich bei wirklich wichtigen Informationen ausschließlich der Telepathie bedienen und die verbale Sprache nur für oberflächliche Gespräche oder Gefühlsäußerungen nutzen.
Beim Babyflüstern werden Gedanken, Gefühle, Körperempfindungen und Botschaften feinstofflich zwischen Sender und Empfänger

übertragen. Die Kommunikation erfolgt in beide Richtungen, d. h. es kann sich ein richtiges Gespräch zwischen einem Erwachsenen und einem Baby ergeben, bei dem beide Teile Fragen stellen und beantworten, Standpunkte und Wünsche äußern können.

Tipp

Der weltbekannte britische Wissenschaftler Dr. Rupert Sheldrake hat sich der Erforschung von telepathischen Phänomenen verschrieben. In seinem Buch „Der siebte Sinn des Menschen" stellt er die Ergebnisse seiner Forschungen zu telepathischen Fähigkeiten von Menschen vor.
Das Buch ist bei den Literaturhinweisen angeführt.

Feinstoffliche Wahrnehmung

Die Wahrnehmung von telepathisch übermittelten Informationen erfolgt über die sogenannten Hellsinne. Es handelt sich dabei um Wahrnehmungskanäle, die neben den grobstofflichen Sinnen (Riechen, Schmecken, Sehen, Hören, Fühlen) bestehen. Immer, wenn man etwas wahrnimmt, das grobstofflich nicht vorhanden ist, nutzt man dazu die Hellsinne.
Das Stirnchakra (oder Drittes Auge) nimmt feinstoffliche Energien aus der Umgebung auf und wandelt sie in Informationen um, die für Gehirn und Nervensystem begreifbar sind: innere Bilder, Gedanken, Sätze, Gefühle.
Die verschiedenen Hellsinne, die unterschieden werden, sind:

1. Hellsehen

Hier sind unterschiedliche Formen der Wahrnehmung möglich: das Sehen von einfachen oder komplexen Bildern und Bildabfolgen, von Licht, Farben und Energiemustern.

Die meisten Menschen tun sich leichter, wenn sie die Augen geschlossen halten und innere Bilder wahrnehmen. Es gibt jedoch auch die Methode, mit offenen Augen feinstoffliche Energien zu sehen (z. B. Aurasehen vor einer weißen Wand).

2. Hellfühlen

Dieser Hellsinn beinhaltet das Fühlen von Körperempfindungen der Babys und das Spüren ihrer Emotionen.

3. Hellhören

Dabei kann man Geräusche (z. B. das Ticken einer Uhr), Worte oder ganze Sätze wahrnehmen. Babys formulieren diese Sätze nicht in ihrem Kopf, sondern teilen telepathisch etwas mit, das vom Gehirn des Empfängers in einen Satz umgewandelt wird.

4. Hellriechen

Über diesen Hellsinn können Gerüche wahrgenommen werden, etwa der Geruch des Waschmittels, mit dem die Decke eines Babys gewaschen wurde.

5. Hellschmecken

Dieser Hellsinn erlaubt es, geschmackliche Eindrücke feinstofflich wahrzunehmen, beispielsweise den Geschmack von Muttermilch.

6. Hellwissen

Dieser Hellsinn ist weit verbreitet, aber nicht sehr bekannt. Er wird leicht mit den eigenen Gedanken verwechselt, weil er ihnen sehr stark ähnelt. Menschen, die diesen Hellsinn sehr ausgeprägt haben, „wissen einfach", was das Baby mitteilen möchte. Wenn jemand nur über diesen Hellsinn verfügt, ist es wichtig, die Unterscheidung von eigenen Gedanken oder Einbildungen immer wieder zu üben, um Verwechslungen zu minimieren.

Jede/r hat meist einen Hellsinn, der besonders stark ausgeprägt

ist. Bei vielen Menschen ist es das Sehen oder Fühlen. Je häufiger man die telepathische Kommunikation übt, desto schneller entwickeln sich meist die weiteren Hellsinne, sodass man schließlich alle zur Verfügung hat.
Zu Beginn ist es wichtig, sich auf den Hellsinn zu konzentrieren, der von Anfang an schon gut ausgeprägt ist. Meistens will man allerdings das, was man nicht hat – hier gilt jedoch: Je mehr man etwas erzwingen möchte, desto schwieriger kann man es erreichen. Druck erzeugt in diesem Fall starken Gegendruck, alles, was man krampfhaft anstrebt, rückt immer weiter in die Ferne.

Wahrnehmungsblockaden

Wenn man sich für die feinstofflichen Informationen öffnet, die um einen herum sind, wird man meist von einer Vielzahl von verschiedenen Inhalten überflutet:

- Gefühle, Gedanken, Körperempfindungen, Schmerzen von Menschen und Tieren
- Energien von Pflanzen, Tieren, Menschen, Orten, Lichtwesen, elektrischen Geräten
- Handy, Fernsehen, Strom
- verstorbene Seelen

Weil diese Energien in ihrer Fülle und Vielfalt nicht sehr angenehm sind, lernen die meisten Menschen unbewusst, sich dagegen abzuschotten.
Jeder Mensch hat grundsätzlich die Fähigkeit, feinstoffliche Informationen wahrzunehmen. Es handelt sich um etwas völlig Natürliches. Jedes Baby kann telepathisch kommunizieren und im Energiefeld von Menschen und Tieren lesen wie in einem offenen Buch. Im

Laufe der Babyzeit und Kindheit werden diese Fähigkeiten allerdings meist ausgeschaltet oder zumindest reduziert, weil viele Kinder von dem, was sie wahrnehmen, überfordert sind. Oft sehen oder spüren sie verstorbene Verwandte, die „auf Besuch" kommen, und erleben, dass sie die Einzigen sind, die diese Energien sehen. Solche Erfahrungen können große Angst und starke Gefühle der Ohnmacht auslösen.

Babys nehmen Gedanken und Emotionen ihrer Mitmenschen wahr und wenn diese nicht nur positiv und liebevoll sind, kann das die Kinder sehr belasten. Kinder spüren, wie es ihren Spielkameraden geht. Damit wissen sie beispielsweise, wenn ein anderes Kind zu Hause körperlich oder seelisch misshandelt wird, und stehen mit dieser Wahrnehmung meist ganz allein da, weil sie es noch nicht verbal mitteilen können. Aufgrund der Überforderung, die in den meisten Fällen früher oder später geschieht, verschließen sich Kinder nach und nach der Telepathie. Manche entwickeln eine sehr dicke Schutzschicht, die im Erwachsenenalter nur sehr schwer wieder abzulegen ist, andere nur geringe Wahrnehmungsblockaden, die sich leicht wieder entfernen lassen, sobald die Personen als Erwachsene das Gefühl der Sicherheit im Umgang mit Telepathie entwickeln.

Wenn man im Erwachsenenalter nun seine Hellsinne wieder erwecken möchte, stehen die Schutzmechanismen, die man als Kind entwickelt hat, wie eine Mauer vor den feinstofflichen Energien und schirmen sie ab. Es kann sein, dass allein der Wunsch nach feinstofflicher Wahrnehmung reicht, die Mauer zum Bröckeln zu bringen, doch es dauert bei den meisten Menschen einige Zeit, die Blockaden so weit zu entfernen, dass sie ungehindert telepathisch kommunizieren können.

Die Schutzmechanismen sind wichtig, denn würde die feinstoffliche Wahrnehmung von einem Moment zum anderen im gesamten Ausmaß einsetzen, würde das wahrscheinlich zu einer neuerlichen Überforderung führen.
Alles, was man bekämpft, erhält nur noch mehr Kraft. Dies gilt insbesondere für Wahrnehmungsblockaden. Besser ist es, sie als energetischen Selbstschutz zu würdigen und ihnen zu danken. Denn sie wirken als eine Art Filter, der nur das hindurch lässt, was man gut verkraften kann, und alles andere blockiert.
Menschen, die ihre feinstoffliche Wahrnehmung als Kind oder im Erwachsenenalter nicht blockiert haben, lernen in den meisten Fällen früher oder später, diese im Alltag auszublenden, um nicht von der Fülle an Informationen und Energien erdrückt zu werden.
Je weniger man mit Menschenmassen (z. B. in öffentlichen Verkehrsmitteln, Büros, Geschäften) konfrontiert ist, je weniger Informationen man durch Medien (z. B. Fernsehen, Radio, Internet) aufnimmt, desto einfacher ist es normalerweise, feinstoffliche Wahrnehmung zuzulassen. Da die meisten Menschen aber nicht abgeschirmt von der Umwelt in dünn besiedelten Gebieten leben, bleibt ihnen nichts anderes übrig, als sich darin zu üben, ihre Hellsinne im Alltag zu dämpfen und bei der telepathischen Kommunikation wieder einzuschalten. Man kann sich dieses Drosseln und Hochfahren der Wahrnehmung wie einen Lautstärkeregler vorstellen.
Grundsätzlich gilt: Je klarer das eigene Energiesystem ist, desto klarer ist die Wahrnehmung. Das Erste, was man daher tun sollte, bevor man sich mit feinstofflicher Wahrnehmung beschäftigt, ist, sich selbst und den Raum, in dem man sich aufhält, energetisch zu reinigen.
Dazu gibt es verschiedene energetische Hilfsmittel wie Räucherwerk (in der Schwangerschaft vorsichtig einsetzen!) oder Aura-

Sprays, die ebenfalls sehr empfehlenswert sind, doch die wichtigste Technik ist die geistige Reinigung. Dazu benötigt man nur etwas Zeit, Ruhe und Vorstellungsvermögen.

Meditation: Reinigung und Verwurzelung

Folgende Meditation, die am besten (in einer Kurzversion oder in der gesamten Länge) vor jeder telepathischen Kontaktaufnahme mit einem Baby durchgeführt werden sollte, dient dazu, das eigene Energiesystem zu klären und sich in der Erde zu verwurzeln. Die reinigenden Licht-Energien, die man in Form eines Licht-Wasserfalls aus dem Universum aufnimmt, und die liebevolle, nährende Energie der Erde vereinigen sich im Körper und führen zu einer energetischen Zentrierung, die eine gute Basis für die telepathische Kommunikation bietet.

Setze dich bequem und aufrecht hin, schließe die Augen, atme ein paar Mal tief ins Becken. Erlaube deinem Körper und deinem Geist, zur Ruhe zu kommen. Spüre, wie du mit jedem Atemzug mehr in deine Mitte und in deine Kraft gelangst.

Stelle dir nun vor, dass du dich in einer wunderschönen Landschaft befindest, vielleicht auf einer tropischen Insel. Die Sonne scheint auf dich herab, es hat genau die Temperatur, bei der du dich wohlfühlst. Du fühlst dich dort sicher und geborgen.

In dieser Landschaft befindet sich ein Wasserfall aus kristallklarem Licht. Du stellst dich unter den Wasserfall und das kristallklare Licht fließt an dir herab.

Das sanfte Licht spült alle Gedanken, alles, was im Moment noch bei dir ist und dich aus deiner Mitte bringt, weg und macht Platz für Neues. Das kristallklare Licht spült deine Zweifel, deine Ängste, deine Befürchtungen weg, sie sickern in die Erde und werden dort liebevoll transformiert. Der Licht-Wasserfall reinigt dich und erfüllt dich mit Klarheit, Wachheit und Kraft.

In dir wächst die Sicherheit und das Vertrauen, dass, auch wenn du dir den Licht-Wasserfall noch nicht so gut vorstellen kannst, wenn deine inneren Bilder und deine Wahrnehmung noch nicht so stark sind, doch alles genau so geschieht, wie es für dich in diesem Moment gut ist.

Das kristallklare Licht reinigt die Vorder- und Rückseite deines Körpers, fließt über die Außenseite deiner Arme und Beine und über die Innenseite. Das Licht spült alle Blockaden und alle Emotionen, die dich daran hindern, dein volles Potenzial zu leben, weg, reinigt dich und lädt dich auf. Jede Auraschicht wird mit der Klarheit des Licht-Wasserfalls erfüllt.

Nun fließt der Wasserfall aus kristallklarem Licht auch von oben in dein Kronenchakra an der Oberseite deines Kopfes hinein und reinigt deinen Körper von innen. Das kristallklare Licht reinigt die Innenseiten deines Gesichts, spült deine Augenhöhlen und deine Gehörgänge. Es umfließt ganz sanft und vorsichtig deine beiden Gehirnhälften. Der kristallklare Wasserfall bewegt sich durch deinen Kiefer, deinen Hals, umspült und entspannt den Nacken und die Schultern und strömt dann sanft durch deinen Oberkörper und durch deine Arme und bei den Händen wieder hinaus. Der kristallklare Wasserfall fließt deine Wirbelsäule hinab und umspült sanft jeden einzelnen Wirbel. Das Licht strömt nun durch deinen gesamten Körper, reinigt dabei alle Organe, alle Knochen, alle Muskeln, alle Sehnen, alle Gelenke, reinigt jede einzelne Zelle und lädt sie mit Freude, Liebe und Klarheit auf. Der Wasserfall strömt durch deine Beine, tritt an den Fußsohlen hinaus und fließt in die Erde, die alles liebevoll aufnimmt und transformiert.

Das kristallklare Licht reinigt auch deine Chakren von innen. Du kannst dir deine Chakren wie kleine Blüten vorstellen, die sich in deinem Energiesystem befinden und für den Energieaustausch zuständig sind. Auch wenn du nicht genau weißt, wo sich deine Chakren befinden, geschieht alles ganz von allein und genau so, wie es in diesem Moment gut für dich ist.

Der Wasserfall fließt weiter sanft und angenehm an dir und in dir herab und du bemerkst, dass er seine Farbe langsam verändert und jetzt zu goldenem Licht wird. Auf der Höhe deines Herzchakras, in deinem Brustkorb, entsteht nun eine goldene Schale, in die das Licht hineinfließt und sie langsam auffüllt. Und erst, wenn die Schale ganz voll ist, fließt das goldene Licht über und strömt in deinem Körper nach unten, durch deine Beine in den Boden. Dort entstehen goldene Wurzeln, die durch alle Erdschichten hindurch ins Erdinnere wachsen. Sie wachsen immer weiter nach innen, in die Erde hinein. Dort ist es angenehm warm, du fühlst dich völlig geborgen und geliebt. Im Erdinneren ist eine Höhle, die Geborgenheit und bedingungslose Liebe ausstrahlt. Deine Wurzeln verankern sich in dieser Höhle und du ziehst nun die goldene Erdenergie, voller Liebe und Wärme, hinauf, durch deine Wurzeln, bis zu deinem Becken und lädst es mit der goldenen Energie, mit absoluter Geborgenheit und Vertrauen auf.

Von deinem Becken aus verteilt sich die goldene Energie in deinem ganzen Körper. Du fühlst dich absolut geborgen und

geliebt. Du kannst jederzeit deine Wurzeln im Erdinneren verankern, immer dann, wenn du Stabilität, Geborgenheit, Gehaltenwerden brauchst.
Genieße dieses Gefühl noch einen Moment. Nun spürst du, wie sich die Energie langsam zurückzieht.
Komme nun langsam mit deiner Aufmerksamkeit wieder in deinen Körper zurück. Spüre deine Arme und Beine, bewege sie, nimm den Raum um dich herum wahr und öffne dann in deiner Zeit wieder deine Augen.

Die im Buch enthaltenen Meditationen kann man entweder durchführen, indem man sich den Text durchliest und dann alles Schritt für Schritt visualisiert, oder sie anhand der dem Buch beigefügten CD macht. Mit einiger Übung geht es sehr leicht und schnell, sich folgende Schritte nacheinander vorzustellen bzw. zu visualisieren:

- Licht-Wasserfall, unter den man sich stellt
- spüren, wie die eigene Aura dabei gereinigt wird
- besonders auf die Stellen konzentrieren, die sich nicht harmonisch anfühlen
- goldene Wurzeln wachsen lassen
- goldene Energie hinaufziehen, im Körper verteilen
- mit dem Gefühl der Verwurzelung wieder die Augen öffnen

Es ist empfehlenswert, sich für die Kurzversion der Meditation zwischen 5 und 10 Minuten Zeit zu nehmen. Die ausführliche Meditation benötigt etwa 20 Minuten.
Meditationen sind eine gute Grundlage für telepathische Wahrnehmung. Man übt dabei vor allem, in die Stille zu gehen. Während man sich die Dinge, die in der Meditation vorgegeben sind,

vorstellt, schaltet man eigene Gedanken großteils aus. Das ist eine Grundvoraussetzung dafür, sich der telepathischen Wahrnehmung zu öffnen. Andererseits werden die Hellsinne in der Meditation geschult, wenn man Bilder visualisiert, sich Körperempfindungen vorstellt, Geräusche, Gerüche, Landschaften oder energetische Zustände wahrnimmt.

Es empfiehlt sich daher, möglichst täglich Zeit für eine Meditation einzuplanen. Es muss nicht immer eine lange, geführte Reise sein, sie kann auch darin bestehen, sich zehn Minuten lang hinzusetzen, die Augen zu schließen und sich die Reinigung durch den Licht-Wasserfall vorzustellen. Wichtig ist, Meditationen fix in den Alltag einzuplanen, als Teil der täglichen Routine, ähnlich wie das Zähneputzen. Man kann sie mit einem anderen Vorgang verbinden, z. B. unter der Dusche stehend den Licht-Wasserfall visualisieren.

KINDER DER NEUEN ZEIT

Beim Babyflüstern macht man häufig die Erfahrung, dass Kinder (vor allem vor der Geburt) über unglaubliche Weisheit und tiefes Wissen verfügen. Das kommt daher, dass Babys vorgeburtlich noch viel stärker mit ihrer Seelenfamilie, der göttlichen Quelle, mit Allem-was-Ist, verbunden sind. Je älter sie werden (auch im Bauch der Mutter), desto mehr geben sie von dieser Verbundenheit auf.

Babyflüstern ist unglaublich spannend, weil wir als Erwachsene hier die Chance haben, die Weisheit kleiner Kinder wahrzunehmen und von ihnen lernen. Gleichzeitig können Erwachsene, die mit ihren Kindern kommunizieren, diese auf ihrem Weg von der feinstofflichen Ebene (als reines Bewusstsein) zur Grobstofflichkeit, auf die Erde, begleiten.

Unsere Gesellschaft sieht Babys grundsätzlich als unfertige Wesen an, die erst nach vielen Jahren körperlicher und geistiger Entwicklung „reif" werden. Die Erwachsenen messen dabei mit ihrem Maß, also intellektuellen Fähigkeiten. Was die meisten nicht wahrnehmen bzw. in der Pädagogik oder dem Umgang mit Kindern ausklammern, ist die seelische Dimension.

Babys gehen einen weiten Weg, um hier auf der Erde leben zu können: von der Einheit, der allumfassenden, bedingungslosen Liebe, in die Dualität der Erde. Sie erleben Mangelerfahrungen in einem Körper, der sich ständig verändert, der erst nach und nach heranwächst. Sie werden in eine Gesellschaft geboren, die träge und noch in vielen alten Strukturen verankert ist. Sie begeben sich in das morphogenetische Feld der Erde, das voller karmischer Prägungen und Disharmonien ist.

Die Kinder nehmen all dies in Kauf, weil sie ein großes Ziel haben:

Sie kommen auf diesen Planeten, um die Welt zu verändern und Heilung für die Erde zu bewirken. Auf ihrem Weg brauchen sie die Unterstützung von Eltern und anderen Erwachsenen, die ihre Situation und ihre Bedürfnisse verstehen.
Umgekehrt sind ungeborene Kinder für uns Erwachsene eine Möglichkeit, Verbindung zur feinstofflichen Welt aufzunehmen. Wir treten in Kontakt mit der Ebene, von der aus sich auch unsere Seele zu einer Inkarnation auf der Erde aufgemacht hat.
Ungeborene Kinder haben eine Schwingung, die mit der von Engeln vergleichbar ist: rein, göttlich und voller Liebe. Sie sind Boten des Himmels, die gehört werden möchten, vor allem von ihren eigenen Eltern.

Die „neue Zeit"

Der 21.12.2012 stellte einen Wendepunkt für die Energie der Erde dar. Die Übergangsphase zwischen Fische-Zeitalter (die letzten 2000 Jahre) und Wassermann-Zeitalter (die nächsten 2000 Jahre) war abgeschlossen und die Seelen, die seither auf der Erde inkarnieren, finden energetisch vollkommen andere Voraussetzungen vor als diejenigen, die davor geboren wurden.
Die Kinder der neuen Zeit kommen auf diese Erde, um sie in neue Dimensionen hinaufzutragen. Es gab diese Kinder bereits in den 1970er und 1980er Jahren, doch damals war die Schwingung der Erde sehr dicht, sodass sie ihr volles Potenzial noch nicht entfalten konnten. Die Schwingung der Erde erhöhte sich rund um das Jahr 2012 enorm.
Das heißt, ein Kind, das vor dem Jahr 2012 geboren wurde, begab sich mit seiner Geburt in eine niedrigere Schwingungsfrequenz als

ein Kind, das nach dem Jahr 2013 geboren wurde/wird. Die Kinder, die jetzt geboren werden, müssen sich weniger an die Grobstofflichkeit der Erde anpassen, weil eine Koexistenz von Grobstofflichkeit und hoher Schwingung in der neuen Energie immer mehr möglich ist. Das heißt, es ist diesen Kindern möglich, den Kontakt zu ihrer Seele, die Wahrnehmung feinstofflicher Energien und die Verbindung zur göttlichen Quelle aufrechtzuerhalten.
Davor vergaßen die meisten Kinder früher oder später (häufig in der Schule), woher sie stammen und welch weise Wesen sie in Wahrheit sind. Sie spielten das Spiel der Dualität und Grobstofflichkeit mit.
Seit Beginn des Jahres 2013 ist es für die Kinder der neuen Zeit möglich, die Verbindung zu ihrem Seelenursprung vollkommen aufrechtzuerhalten. Das bedeutet, dass sie sich niemals von der göttlichen Quelle abwenden, niemals ihre feinstoffliche Wahrnehmung blockieren, niemals aufhören, mit ihrer Seele zu kommunizieren. Solch ein Kind ist im Urvertrauen der göttlichen Quelle geborgen und lässt sich von alten Erziehungskonzepten oder unlogischen Verboten nicht beeindrucken. Es weiß um seinen Seelenauftrag und lässt sich nicht von ihm abbringen.

Botschaft von Maria zum Thema „Kinder der neuen Zeit"

Seid gegrüßt, liebe Menschen. Meine Botschaften in diesem Buch sollen euch durch die Prozesse begleiten, in die euch die neuen Seelen, die jetzt in Scharen auf die Erde strömen, führen. Denn die Inkarnation der Kinder der neuen Zeit ist nicht nur für diese Kinder ein machtvoller Prozess, sondern vor allem auch für diejenigen, die sich als ihre Eltern zur Verfügung stellen. Oft ist eure Sicht, liebe Menschen, diejenige, dass ihr eure Kinder begleitet, doch ich sage euch, dass sich die Hierarchie verschiebt bzw. seit Ende 2012 komplett gewandelt hat. Ihr seid geführt und Führende, ihr werdet geleitet und leitet eure Kinder. Ihr lehrt sie, sie lehren euch. Viele von euch haben das bereits erkannt.

Es ist so wichtig, dass ihr die Zeit mit euren Kindern bewusst erlebt und dass ihr euch auf eure Entwicklungsprozesse einlasst. Und auch eure Kinder brauchen Unterstützung bei ihren Entwicklungsprozessen und euer Verständnis. Ihr könnt so viel voneinander lernen, wenn ihr euch einander auf einer höheren Ebene öffnet. Damit ist die seelische Ebene gemeint, die Verbindung der Seelen untereinander. Die Verbindung der Seelen der Eltern und Kinder. Ähnliches gilt auch für die anderen Familienmitglieder, im Grunde für alle Menschen, die das Leben dieser Kinder beeinflussen oder diesen Kindern begegnen.

Ihr seid alle so viel mehr als euer Körper, eure Gefühle und eure Gedanken. Ihr seid wunderbare, riesengroße, weise Seelen, die sich einen menschlichen Körper ausgewählt haben, um in ihm Erfahrungen zu machen. Das wird euch in so vielen Botschaften der geistigen Welt vermittelt und auch ich möchte euch an diese Ebene eurer Existenz erinnern, an die Rückverbindung zur göttlichen Quelle, an euer göttliches Licht.

Die Kinder der neuen Zeit stellen für viele Erwachsene eine große Herausforderung dar. Wenn sich Erwachsene in den Kampf mit diesen Kindern einlassen, können sie nur verlieren. Denn diese Kinder handeln entsprechend ihrer Seele, gehen den Weg des Herzens. Ihr Weg führt sie immer zum Ziel, sie stehen in ihrer Macht. Das heißt, man kann diese Kinder nicht dominieren, man kann ihnen nicht drohen.

Ihr Erwachsene habt nun die große Aufgabe, neue Wege der Erziehung, neue Wege der Begleitung, neue Wege der Akzeptanz zu fin-

den, um mit diesen Kindern umgehen zu können.

Nicht alle Kinder wählen den neuen Weg. Es gibt auch Kinder, die noch den alten Weg wählen und die Verbindung zu ihrer Seele scheinbar vergessen. Dies ist das Spiel hier auf der Erde, das immer einem höheren Zweck dient. Doch die Anzahl der Kinder, die den alten Weg wählen, wird kontinuierlich kleiner werden.

In ein paar Jahrzehnten, also in sehr kurzer Zeit, werden eure Schulklassen voller Kinder sein, die in vollkommenem Kontakt zu ihrer Seele stehen. Sie werden telepathisch miteinander kommunizieren, es ist für sie die Normalität. Sie nehmen Chakren, Auraschichten und Lichtwesen wahr. Das ist für sie so normal wie Essen und Trinken.

Diese Kinder lösen tiefe Wandlungsprozesse auf dieser Erde aus. Diese Kinder lassen sich nicht manipulieren und das führt zu einer sanften, aber gewaltigen Revolution. Diese Kinder lassen sich keine Lügen mehr erzählen. Auf sie wirkt Werbung, die nur etwas vorgaukelt, nicht. Sie lassen sich nicht blenden. Wenn Politiker sprechen, dann hören sie die Wahrheit hinter den Worten. Worte, die nicht ehrlich sind, sind für sie reine Fassade.

Die Kinder der neuen Zeit sind Hüter des Planeten Erde. Sie stellen sich nicht über die Tiere, stellen keine Nationalität über eine andere. Für sie gibt es nur die Einheit. Sie treten bewusst aus der Dualität aus, weil sie dieses Konzept einfach nicht mehr verstehen. Diese Kinder sind Balsam für den Planeten Erde.

Wenn diese Kinder erwachsen sind und die Geschicke der Welt in der Hand haben, ist wahrlich die Zeit der neuen Erde gekommen. Alle alten Systeme, die auf Lügen, Manipulation und Machtmissbrauch basieren, werden sich in Luft auflösen. Das ist die große Verwandlung auf der Erde und eure Kinder sind der Schlüssel dazu. Und die Eltern, die diese Kinder begleiten, ebenfalls.

Ich habe mich entschieden, hier zu euch zu sprechen, um euch auf die Lernprozesse aufmerksam zu machen, die euch bevorstehen, wenn ihr euch dazu bereit erklärt, ein Kind der neuen Zeit Teil eures Lebens werden zu lassen.
Falls ihr bereits ein solches Kind begleitet oder begleitet habt, dann werden euch meine Botschaften ebenfalls dabei unterstützen, die Vergangenheit besser zu verstehen. Ihr werdet nachvollziehen können, warum manche Prozesse so schwierig waren.
Vergesst nie, in Wirklichkeit gibt es keine Zeit. Die Linearität der Zeit ist eine Illusion, die ihr auf der Erde kreiert habt. Wenn ihr Schuldgefühle habt oder etwas bedauert, was ihr in der Vergangenheit getan habt, dann seid euch bewusst, dass ihr mit Hilfe der Meditationen auch in die Vergangenheit reisen und Geschehenes verändern könnt. Das ist das große Geschenk der neuen Energie.
Kein Stein bleibt auf dem anderen, außer er gehört dorthin.

Kategorien der Kinder der neuen Zeit

Je nach ihrem Seelenauftrag wird zwischen verschiedenen Kindern der neuen Zeit unterschieden.
Indigokinder
Diese Kinder sind ab den 70er Jahren auf die Erde gekommen. Der Name stammt daher, dass man bei Neugeborenen eine indigofarbene Aura festgestellt hat.
Viele Indigos sind jetzt erwachsen oder befinden sich in der Pubertät. Sie hatten die Aufgabe, die Erde auf die neue Zeit vorzubereiten, und jetzt nehmen sie langsam Führungsrollen in der Gesellschaft ein.
Indigokinder sind sehr sensitiv und beherrschen Telepathie. Man-

che bewusst, andere unbewusst. Es fällt vielen von ihnen daher schwer, Autoritäten blind zu glauben. Sie hinterfragen viel und bilden sich ihre eigene Meinung.

Kristallkinder

Diese Kinder sind sehr klar in ihrer Energie. Der Name stammt von dem schillernden, kristallfarbenen Leuchten, das sie in ihrer Aura tragen. Kristallkinder strahlen sehr viel Liebe aus. Allein ihre Anwesenheit kann Heilungsprozesse in anderen Kindern oder Erwachsenen auslösen.

Ihre Aufgabe ist es, klar und deutlich zu kommunizieren und so Missstände aufzudecken sowie die energetischen und spirituellen Zusammenhänge auf der Erde klar und deutlich sichtbar zu machen. Sie haben vor, das Schulsystem von Grund auf zu verwandeln, weil alte Konzepte bei ihnen nicht mehr funktionieren werden.

Sternenkinder

Die Seelen dieser Kinder haben viele Inkarnationen auf anderen Planeten verbracht. Ihre Aufgabe ist es, die dort erworbenen Erfahrungen auf der Erde umzusetzen. Auf verschiedenen Planeten herrschen völlig andere soziale Umgangsformen als auf der Erde. Der Umgang mit der Natur und den natürlichen Ressourcen ist teilweise sehr liebevoll und nachhaltig.

Sternenkinder haben unter Umständen auch frühere Leben auf der Erde verbracht, doch ihr vorrangiger Seelenauftrag ist es, das Wissen von fernen Planeten auf die Erde zu bringen.

Viele Sternenkinder fühlen sich fremd hier auf der Erde und brauchen besonders viel Unterstützung dabei, ihr Menschsein anzunehmen.

Regenbogenkinder

Diese Kinder sind auf dem regenbogenfarbenen Strahl inkarniert,

d. h. ihre Besonderheit ist es, im direkten Kontakt zu ihrem Höheren Selbst zu stehen und diese Verbindung auch immer wieder zu suchen. Es kann sein, dass diese Kinder durch traumatische Erlebnisse die Verbindung verlieren, doch ihr primäres Ziel ist es, diese immer wieder aufzubauen. Sie sind deshalb oft auf einer spirituellen oder esoterischen Suche. Es kann sein, dass sie dabei auch Wege gehen, die nicht sehr lichtvoll sind (z. B. Erfahrungen mit Drogen oder Süchte).

Doch der enge Kontakt zu ihrem Höheren Selbst reißt nie ab, auch wenn es so scheint. Für diese Kinder ist es kein Thema, ob sie in ihre Meisterschaft gelangen oder nicht, es ist sozusagen vorprogrammiert. Es kann sein, dass sie sich dennoch völlig anders verhalten als inkarnierte Meister, um ihrer Umwelt etwas beizubringen.

Alle Kinder der neuen Zeit bringen ihre eigenen Herausforderungen an ihre Eltern mit. Viele dieser Kinder wollen sich nicht in Kategorien stecken lassen und sagen daher beim Babyflüstern nicht unbedingt, welcher Kategorie sie angehören.

Manche Eltern wollen genau das aber gerne wissen. Meist ist es besser, die Seele des Babys eher allgemein zu fragen, warum sie sich die Inkarnation auf der Erde ausgesucht hat und welche Besonderheiten ihr Seelenauftrag beinhaltet, statt darauf zu drängen, dass sich das Kind zu einer Kategorie bekennt.

Bei allem, was man über den Seelenauftrag eines Kindes erfragt, ist es sehr wichtig, behutsam mit Zuschreibungen und Voraussagen umzugehen, da sich aufgrund der Mitteilungen der Kinder kaum bestimmten lässt, wie ihr Leben tatsächlich verlaufen wird.

Fallbeispiel

Die kleine Johanna lässt ihren Eltern bei einer Babyflüstern-Beratung im zweiten Schwangerschaftsdrittel mitteilen, dass sie vorhat, später mit ihren Worten die Herzen vieler Menschen zu berühren.
Als die Eltern nachfragen, was das genau bedeutet, meint Johanna, dass ihr viele Wege offenstehen: beispielsweise als Lehrerin, Schriftstellerin, Songtexterin, Journalistin, Sozialarbeiterin.

Wichtig ist es, im Babyflüstern nicht zu versuchen, Dinge vorherzusagen, die das Kind vielleicht noch erleben wird, da es sonst zu einer selbsterfüllenden Prophezeiung kommt, wenn die Eltern genau das in dem Kind fördern, was ihnen beim Babyflüstern mitgeteilt wird.

ELTERNROLLE

In unserer Gesellschaft werden Kinder, Jugendliche oder Erwachsene, die sich im Wandel befinden, selten in den neuen Lebensabschnitt begleitet. Meist hört eine Lebensphase einfach auf und die neue Phase beginnt.

Nach einer Kündigung ist man eine Zeit lang arbeitslos, dann folgt ein neuer Job. Es wird oft weder das Loslassen klar begangen, noch geschieht in der Übergangszeit eine Vorbereitung auf die neue Phase, und auch am Beginn der neuen Phase wird der Wandel häufig nicht bewusst erlebt. Im Idealfall durchläuft die Person die emotionalen und psychischen Prozesse selbst.

Wenn ein Paar ein Kind zeugt, verabschiedet es sich von der Phase der Kinderlosigkeit. Die Schwangerschaft ist die Übergangszeit, in der das Loslassen der alten Phase (Kinderlosigkeit) und die Vorbereitung auf die neue Phase (Elternschaft) geschehen.

Es ist von großer Bedeutung, dass werdende Eltern bewusst alles loslassen, was es in der Form wahrscheinlich nicht mehr geben wird, zumindest eine Zeit lang (spontane Urlaube, am Wochenende bis zu Mittag schlafen etc.).

Danach können sie die neue Lebensphase in Freude annehmen. Emotionen, die beim Abschied von der Kinderlosigkeit auftreten, sollten dabei unbedingt zugelassen und gewürdigt werden, egal um welche Emotionen es sich handelt.

Die Elternrolle fordert einen gewissen Entwicklungsprozess: Die eigenen Wünsche werden hintangestellt, das Baby und seine Bedürfnisse sind eine Zeit lang an erster Stelle. Danach stehen Eltern vor der Herausforderung, eine Balance zwischen den eigenen Zielen und denen des Kindes herzustellen.

Das Hineinwachsen in die Elternrolle kann einige Zeit in Anspruch nehmen, denn es verändert sich bei werdenden Müttern und Vätern nicht nur psychisch, emotional und mental, sondern auch seelisch und energetisch sehr viel.

Ein Baby, das in eine Familie hineingeboren wird, begibt sich in ein energetisches Feld aus verschiedensten Themen. Es gibt Familien, die beispielsweise sehr in der Opferrolle sind, in denen große Eifersucht herrscht, in denen es Suchtthemen gibt (z. B. Nikotin, Essstörungen, Alkohol). Oder auch Familien mit einem sehr liebevollen Energiefeld. Das Energiefeld von Vater und Mutter wird bereits zum Zeitpunkt der Zeugung an das Kind weitergegeben. Ab dem Moment, an dem das Kind sich aus dem Bauch heraus auch emotional am Familienleben beteiligt, taucht es in weitere Energiefelder ein. Das heißt, alles, was Eltern bei sich selbst an Problemen oder Blockaden lösen können, nehmen sie ihren Kindern ab, die es sonst weiter tragen müssten.

Wenn ein Paar sich auf die Elternrolle vorbereitet, sollten die Ehrlichkeit mit sich selbst und die Bereitschaft zur eigenen Weiterentwicklung daher im Zentrum stehen.

Hinweis

Gerade wenn der Kinderwunsch nicht sofort erfüllt wird oder die Schwangerschaft schwierig verläuft, sollte der Fokus weniger darauf liegen, sich zu fragen, warum das Leben so unfair ist, sondern vielmehr darauf, die schwierige Situation als eine Chance zu betrachten, sich auf eine höhere Ebene weiterzuentwickeln.

Botschaft von Kuthumi zum Thema Elternrolle

Geliebte Eltern in spe,
ich freue mich sehr, heute zu euch sprechen zu dürfen. Zunächst möchte ich erklären, warum ich, Kuthumi, mich in einem Buch zum Thema Babyflüstern an euch wenden möchte.
Es ist so, dass in der alten Zeit das Kinder-Bekommen sehr stark ein Thema der Frauen war. Männer gaben ihren Samen weiter und beteiligten sich emotional nicht so stark am Rest.
Doch nun ist eine neue Zeit herangebrochen. Auf der Erde geschehen enorme Veränderungen, die natürlich nicht vor der Beziehung zwischen Männern und Frauen haltmachen.
Und so ist auch die Beteiligung der Väter oder zukünftigen Väter beim Thema Kinderwunsch und Elternschaft von großer Bedeutung.
Meine Energie ist die der Väterlichkeit. Ich verkörpere auch Fülle und Geborgenheit, doch meine Aufgabe in diesem Buch soll vor allem der Blickwinkel und das Einbeziehen der Väter sein.
Natürlich ist es so, dass ich (wie auch die Meisterin Maria) als aufgestiegener Meister einen sehr umfassenden Überblick habe, also nicht rein aus der männlichen Sicht spreche. Ich spreche immer Mann und Frau an, und zwar völlig gleichwertig.
Zum Thema Elternrolle möchte ich euch mit auf den Weg geben, dass euch die Kinder der neuen Zeit ein sehr großes Geschenk machen, wenn sie euch als Eltern auswählen.
Ihr wisst vielleicht, geliebte Menschen, dass Transzendenz etwas ist, das euch immer über euch hinauswachsen lässt. Was verstehe ich unter Transzendenz? Transzendenz bedeutet, nicht auf sich selbst zu schauen, sich selbst nicht im Zentrum der Welt oder des Geschehens zu sehen, sondern sich auf etwas hinzurichten, das außerhalb von einem selbst liegt.

Eine Möglichkeit der Transzendenz ist es, als Mutter oder Vater einen Teil seines Lebens einem Menschen zu widmen, der zwar meist aus den eigenen Genen entstammt, aber dennoch ein eigenständiges Individuum ist.
Indem ihr einem Kind der neuen Zeit ermöglicht, bei euch zu inkarnieren, geht ihr sehr stark über euren normalen Alltag hinaus, entwickelt euch sehr stark weiter. Das seht ihr zwar kurzfristig möglicherweise als mühevoll oder beschwerlich an, doch langfristig sind alle Situationen, in denen ihr über euch selbst hinauswächst, sehr heilsam und förderlich für euch.
Kinder der neuen Zeit fordern euch heraus. Sie fordern euch teilweise aus eurer Engstirnigkeit heraus, aus eurem limitierten Blick über die Welt, aus euren üblichen Gefühlen, aus eurer normalen Art zu denken. Sie fordern euch auch heraus, kreative Lösungen für vieles zu finden, wenn alte Erziehungsparadigmen oder alte Arten, mit Problemen umzugehen, nicht mehr funktionieren. Das soll euch keine Angst machen, sondern euch eher darauf hinweisen, welch großes Geschenk solch ein Kind der neuen Zeit ist.
Kinder der neuen Zeit werden sehr stark von ihrer Seele geführt, d. h. sie reagieren direkt auf euch. Das Gesetz der Resonanz funktioniert zu einhundert Prozent. Alles, was ihr aussendet, spiegeln euch diese Kinder wider. Hier soll erwähnt werden, dass ihr keineswegs dafür bestraft werdet, euch nicht genügend weiterentwickelt zu haben, sondern dass ihr von den Kindern Entwicklungschancen bekommt, genau dort, wo ihr steckengeblieben seid.
Wisst ihr, es gibt so viele Formen, Verantwortung für andere zu übernehmen, indem ihr beispielsweise ein Tier bei euch aufnehmt oder auch in einer Beziehung Verantwortung übernehmt, Verantwortung für eure Eltern oder andere Verwandte, für Freunde, für Pflanzen, Ver-

antwortung für die Natur oder ein soziales Projekt.
Doch die Verantwortung für ein Kind ist emotional so stark und greift so tief in euer ganzes System ein, weil ihr euch nicht mehr abgrenzen könnt. Manche versuchen dennoch, sich von ihrem Kind zu distanzieren, doch die Kinder berühren euer Herz so stark und ziehen euch durch ihre Liebe und ihr offenes Herz so sehr zu ihnen, dass ihr keine Chance habt, euch abzugrenzen.
Und das ist der Punkt, an dem sie euch etwas schenken, was im Grunde ein riesengroßer Energieausgleich für alles ist, was ihr in sie investiert: unendliche Entwicklungschancen. Man könnte auch sagen, sie zeigen euch im Detail, wo noch versteckte Themen, Ängste oder Traumata in euch sind.
Und sie helfen euch sehr liebevoll, diese zu lösen.
Natürlich ist das Kind nicht den ganzen Tag darauf ausgerichtet, euch bei der Lösung eurer Themen zu helfen, aber unbewusst und auf seelischer Ebene laufen verschiedenste Fäden zusammen, die ein kompliziertes Muster weben und dazu führen, dass eure Kinder euch in eurer Entwicklung extrem beschleunigen.
Und zwar geschieht das schon lange, bevor das Kind von euch gezeugt wird. Seelen begleiten ihrer Eltern manchmal Jahre oder jahrzehntelang, bevor der Zeitpunkt der Zeugung passend ist. Auch in dieser Zeit der Begleitung geschieht schon sehr viel Weiterentwicklung.
Doch ab dem Moment, in dem es wirklich um die Zeugung geht, also die Eltern die Entscheidung treffen bzw. ihren Kinderwunsch aussprechen, nimmt dieser Prozess noch mehr Geschwindigkeit auf.
Daher ist es wichtig, dass ihr diesen Schritt bewusst setzt. Dass ihr wisst, was die Elternrolle für euch verändert. Für einige von euch ist es vielleicht sehr freudig und leicht, diesen starken Ich-Bezug aufzugeben und das Kind an die erste Stelle zu setzen. Für andere ist es mögli-

cherweise ein Schritt, der sehr viel Mut und Kraft von ihnen fordert. Was ich euch vor allem mitgeben möchte, ist, dass es sich unbedingt lohnt und dass ihr euch gar nicht vorstellen könnt, wie viel ihr von den Kindern zurückbekommt.
Also geht freudig auf eure Elternrolle zu. Nehmt sie an.

Meditation: Elternrolle

In der Meditation begegnet man dem eigenen Inneren Kind, stellt ihm alles zur Verfügung, was es braucht, um glücklich zu sein, und verabschiedet sich dann bewusst von ihm, um den Bedürfnissen des zukünftigen Kindes die erste Stelle im Leben einzuräumen.
Anschließend trifft man mit der eigenen Mutter und dem Vater zusammen, um sie aus der Elternrolle zu entlassen und Frieden mit ihnen zu schließen.

Nimm ein paar tiefe Atemzüge, richte die Aufmerksamkeit auf dich selbst.
Nimm dich wahr, deine Körperhaltung, spüre die Anspannung oder Entspannung, die jetzt in deinen Muskeln ist.
Nimm die Gefühle wahr, die nun bei dir sind.
Du wirst nun eine Reise zu deinem Inneren Kind unternehmen. Werde dir bewusst, welche Gedanken, Befürchtungen oder auch Erwartungen jetzt in dir auftauchen. Lasse alles da sein. Nimm dich für einen Moment voll und ganz an. Mit allem, was du an dir magst, und auch dem, was du ablehnst. Mit all den Eigenschaften und Qualitäten, die andere an dir schätzen, und auch denjenigen, die andere ablehnen oder abzulehnen scheinen.

Du nimmst nun wahr, wie sich eine Präsenz um dich herum bemerkbar macht. Ein hohes Lichtwesen, die aufgestiegene Meisterin Maria, erscheint und umhüllt dich mit ihrer Energie. Nimm Maria wahr und spüre, was ihre Anwesenheit in dir bewirkt. Vielleicht bemerkst du, dass sich dein Körpergefühl zu verändern beginnt. Versuche aber nicht, es zu beeinflussen oder zu manipulieren. Versuche nicht, dich besonders zu entspannen, sondern vertraue dem Prozess, vertraue, dass jetzt genau das geschieht, was dir gut tut.
Erlaube dir, darauf zu vertrauen, dass du unterstützt und geführt wirst. Dass du es wert bist, dass sich dieses wundervolle Lichtwesen um dich kümmert.
Und dann lasse dich langsam in dich selbst hineinsinken. Gehe mit deiner Aufmerksamkeit in dein Herz. Dort entdeckst du einen Raum. Nimm deinen Herzensraum wahr. Sieh dich in ihm um, spüre seine Energie. Du bemerkst, dass Maria dich in deinen Herzensraum begleitet hat, dich dort herumführt und dir alles zeigt. In diesem Raum befinden sich möglicherweise Gegenstände, Erinnerungen, vielleicht hängen Bilder an den Wänden. Nimm dir Zeit, alles wahrzunehmen.
Du bemerkst, dass es einige Türen gibt, die aus deinem Herzensraum hinausführen. Sieh dir die Türen an. Vielleicht sehen sie unterschiedlich aus oder fühlen sich unterschiedlich an. Möglicherweise darfst du wahrnehmen, was auf den Türen steht.
Du entdeckst eine Tür mit der Beschriftung „Inneres Kind". Wie sieht sie aus? Ist sie verziert? Spüre hin, was die Tür in dir auslöst. Vielleicht ist Vorfreude in dir, deinem Inneren Kind zu begegnen, möglicherweise ein wenig Angst. Lasse all deine

Gefühle da sein. Maria ist bei dir, gibt dir Kraft, unterstützt dich und hilft dir, dich bereit zu machen, durch die Tür deines Inneren Kindes zu treten. Nimm dir Zeit und wenn du so weit bist, öffnet sich durch deine innere Bereitschaft die Tür ganz von selbst.

Nimm wahr, was hinter der Tür liegt. Eine Landschaft, ein Raum. Bleibe ganz offen für das, was sich dahinter befindet. Und dann tritt in Begleitung von Maria durch die Tür. Lasse dich ein auf die Welt deines Inneren Kindes, wie sie sich jetzt und hier zeigt. Bei jeder Wiederkehr kann die Welt hinter der Tür ganz anders aussehen.

Nimm deine Umgebung in Ruhe wahr. Fühle die Wärme oder Kälte der Luft auf deiner Haut, den Boden unter deinen Füßen. Spüre, welche Gefühle diese Welt in dir auslöst. Ob du freudig hineingehst oder ob bestimmte negative Emotionen in dir entstehen. Maria führt dich herum und bringt dich schließlich zu deinem Inneren Kind. Nimm wahr, wie alt dein Inneres Kind ist, wo es sich befindet, wie es ihm geht. Vielleicht versteckt es sich am Anfang vor dir, möchte nicht gefunden werden oder es läuft dir freudig entgegen und lässt sich umarmen.

Maria tritt auf dein Inneres Kind zu und gibt ihm alles, was es im Moment benötigt: Wärme, Schutz, Geborgenheit, Liebe. Dein Inneres Kind darf jetzt energetisch auftanken, darf die Liebe von Maria, dem Archetyp der Mutter, in sich aufnehmen.

Frage dein Inneres Kind, wie es ihm geht, wenn es mit dir spricht. Vielleicht ist es auch ein Baby, dessen Gedanken du geistig wahrnehmen kannst. Vielleicht kommuniziert es überhaupt nicht mit dir, dann sei einfach bei ihm, sei präsent. Wenn dein Inneres Kind sich etwas wünscht, dann stelle es ihm zur

Verfügung. Du bemerkst, dass du eine Art Zauberstab in der Hand hast, mit dem du alles erschaffen kannst, was dein Inneres Kind nun benötigt.
Vielleicht möchte es Freunde, etwas zu essen, zu trinken, Tiere, Spielsachen. Möglicherweise wünscht es sich ein schönes Zuhause, ein eigenes Zimmer, das ihr gemeinsam einrichten könnt. Vielleicht liebevolle Eltern, die sich um das Kind kümmern. Das müssen nicht deine realen Eltern sein. Es können auch Lichtwesen, Krafttiere oder Naturwesen sein, die jetzt deinem Inneren Kind alles geben, was es braucht. Sie haben Liebe und Wärme in unendlichem Ausmaß zur Verfügung und ihr einziges Ziel ist, für dein Inneres Kind da zu sein. Es handelt sich um Wesen, die völlig in ihrer Mitte ruhen und Liebe im Überfluss zu geben haben. Beobachte dein Inneres Kind, während sich all seine Wünsche erfüllen. Nimm dir Zeit dazu.
Sieh dein Inneres Kind, wie es glücklich ist, spielt und lacht. Wahrscheinlich hat sich auch der Raum, die Landschaft sehr verändert, ist heller, schöner und größer geworden. Vielleicht hat sich dein Inneres Kind ein Haus gewünscht, einen Raum, in dem es sicher und geschützt ist, in dem es leben und sich entwickeln kann. Nimm wahr, wie die Welt deines Inneren Kindes sich bereits verwandelt hat. Wie von selbst.
Falls du das Gefühl hast, keine klaren Wahrnehmungen zu haben, dann stelle es dir einfach vor. Stelle dir vor, was dein Inneres Kind deiner Meinung nach gerne hätte, wie es gerne leben würde. Welche Spielsachen es sich wünschen würde. Und vertraue darauf, dass ihm alles wie von selbst zur Verfügung gestellt wird. Ohne dass du dich anstrengen brauchst, es visualisieren oder wahrnehmen musst.

Maria geht nun auf dich zu und beginnt, zu dir zu sprechen: „Es wird nun langsam Zeit, dich von deinem Inneren Kind zu verabschieden. Du hast den Wunsch, selbst Mutter oder Vater zu sein. Dazu ist es notwendig, dass du einiges loslässt. Der erste Schritt auf deinem Weg besteht darin, dass dein Inneres Kind ab sofort nicht mehr an erster Stelle in deinem Leben stehen wird. Dein Inneres Kind wird weiterhin ein wichtiger Teil von dir sein, doch dein erwachsenes Ich wird nun neben den Bedürfnissen deines Kindes die erste Stelle einnehmen. Das bedeutet, dass du ab sofort bei Entscheidungen nicht vorrangig überlegst, was dir Spaß machen würde, sondern zuallererst zum Wohle deines Kindes entscheidest. Der Spaß, das Spielen, kurzfristiges Vergnügen sollen nicht zu kurz kommen, aber nicht mehr an erster Stelle stehen.
Ich frage dich nun: Bist du bereit für diesen großen, lebensverändernden Schritt? Bist du bereit, dich für diesen Moment von deinem Inneren Kind zu verabschieden?
Später, vor allem, wenn du mit deinem eigenen Kind spielst, wird dein Inneres Kind wieder sehr große Bedeutung haben, aber deine eigene Kindheit ist nun vorbei. Wisse, es gibt sehr viele Menschen, die mit 30, 40 oder 50 Jahren noch immer Kinder sind. Für sie haben Spaß, Unterhaltung, Spielen eine sehr hohe Priorität im Leben. Diese Menschen können nicht langfristig planen, übernehmen wenig Verantwortung für andere und können ihre Bedürfnisse nicht denen anderer Menschen unterordnen.
Bist du bereit für den Schritt in die Elternschaft? Spüre in dich hinein und sei ehrlich zu dir selbst. Nimm dir Zeit, bevor du mir antwortest.

Wenn deine Antwort „Nein" lautet, dann bleibe bei mir und deinem Inneren Kind, genieße diesen wunderbaren Ort und die Zeit mit deinem Inneren Kind. Versuche nicht, dich zu einer Entscheidung zu zwingen, zu der du noch nicht bereit bist.
Wenn deine Antwort „Ja" lautet, dann lade ich dich ein, mir zu folgen. Verabschiede dich von deinem Inneren Kind. Es ist kein Abschied für immer.
Wir gehen einen Weg entlang, der in einen Wald hineinführt. Genieße deine Umgebung, die Bäume und die Tiere des Waldes. Spüre nach, was der Abschied von deinem Inneren Kind in dir bewirkt hat.
Schließlich kommen wir zu einer Lichtung. Dort warten einige Tiere auf uns. Es handelt sich um Krafttiere, die dich bei dem nun folgenden Ritual unterstützen möchten.
Sie bilden einen Kreis um uns. Spüre die kraftvolle, liebevolle Ausstrahlung der Tiere und tanke eine Zeit lang Energie.
Du merkst nun, dass sich zwei Personen nähern. Die Tiere weichen auf die Seite und lassen sie zu uns in den Kreis. Es handelt sich um deine Mutter und deinen Vater. Ich habe sie hierher eingeladen, damit du dich bei ihnen für alles bedanken kannst, was sie für dich getan haben. Du weißt nun, dass sie ebenfalls die Bedürfnisse ihres Inneren Kindes zurückgesteckt haben und sich eine Zeit lang sehr stark an deinen Bedürfnissen orientiert haben. Es mag sein, dass du den Eindruck hast, dass ihnen das nicht gut gelungen ist. Hier und jetzt hast du Gelegenheit, ihnen dafür zu vergeben.
Wende dich zuerst deiner Mutter zu. Es ist unerheblich, ob sie noch auf der Erde lebt oder ihre Seele bereits den physischen Körper verlassen hat. Fühle, was die Anwesenheit deiner Mut-

ter in dir auslöst. Was empfindest du deiner Mutter gegenüber? Gibt es Situationen, die dir nun wie von selbst einfallen, in denen du dich durch deine Mutter verletzt fühltest? Kannst du deiner Mutter für ihr Verhalten vergeben?
Wenn ja, sprich es aus. Sage deiner Mutter: „Ich vergebe dir. Für alles, was du getan oder nicht getan hast, was mich in irgendeiner Weise verletzt hat. Egal, ob du es bewusst oder unbewusst getan hast."
Bitte auch du deine Mutter um Vergebung für all deine Handlungen oder unterlassenen Handlungen, die deine Mutter möglicherweise in irgendeiner Form verletzt haben.
Bedanke dich bei deiner Mutter für alles, was sie für dich getan hat.
Eines der Krafttiere tritt nun auf euch zu. Auf einmal erscheinen zwischen dir und deiner Mutter Verbindungsschnüre, Ketten oder Seile. Es handelt sich um alle negativen, verstrickten Verbindungen, die sich im Lauf der Zeit gebildet haben. Das Krafttier hilft euch, all diese Verbindungen zu lösen. Maria entfacht neben euch ein Lagerfeuer, in das ihr die Reste eurer Verstrickungen werfen könnt. Sie werden restlos verbrannt.
Wenn du bereit bist, entlasse deine Mutter aus ihrer Mutterrolle. Sage zu ihr: „Ich danke dir, dass du die Rolle meiner Mutter übernommen hast, mich in deinem Bauch getragen, geboren, genährt und beschützt hast. Hiermit entlasse ich dich aus deiner Mutterrolle. Ich bin nun selbst dazu bereit, die volle Verantwortung für mein Leben zu tragen. Wir sind hiermit zwar verwandtschaftlich verbunden, aber ich lasse alle Erwartungen an dich als meine Mutter los."
Nimm dir Zeit, wahrzunehmen, wie es dir mit diesem Schritt

geht und wie deine Mutter darauf reagiert. Vielleicht hat sie eine Botschaft für dich.
Wende dich nun deinem Vater zu. Es ist ebenfalls unerheblich, ob er noch auf der Erde lebt oder seine Seele bereits den physischen Körper verlassen hat. Fühle, was die Anwesenheit deines Vaters in dir auslöst. Was empfindest du deinem Vater gegenüber? Gibt es Situationen, die dir nun wie von selbst einfallen, in denen du dich durch deinen Vater verletzt fühltest? Kannst du deinem Vater für sein Verhalten vergeben?
Wenn ja, sprich es aus. Sage deinem Vater: „Ich vergebe dir. Für alles, was du getan oder nicht getan hast, was mich in irgendeiner Weise verletzt hat. Egal, ob du es bewusst oder unbewusst getan hast."
Bitte auch du deinen Vater um Vergebung für all deine Handlungen oder unterlassenen Handlungen, die deinen Vater möglicherweise in irgendeiner Form verletzt haben.
Bedanke dich bei deinem Vater für alles, was er für dich getan hat.
Eines der Krafttiere tritt nun auf euch zu. Auf einmal erscheinen zwischen dir und deinem Vater Verbindungsschnüre, Ketten oder Seile. Es handelt sich um alle negativen, verstrickten Verbindungen, die sich im Lauf der Zeit gebildet haben. Das Krafttier hilft euch, all diese Verbindungen zu lösen. Ihr könnt die Reste eurer Verstrickungen wieder in das Lagerfeuer werfen. Sie werden restlos verbrannt.
Wenn du bereit bist, entlasse deinen Vater aus seiner Vaterrolle. Sage zu ihm: „Ich danke dir, dass du die Rolle meines Vaters übernommen hast, mich gezeugt, genährt und beschützt hast. Hiermit entlasse ich dich aus deiner Vaterrolle. Ich bin

nun selbst dazu bereit, die volle Verantwortung für mein Leben zu tragen. Wir sind hiermit zwar verwandtschaftlich verbunden, aber ich lasse alle Erwartungen an dich als meinen Vater los."

Nimm dir Zeit, wahrzunehmen, wie es dir mit diesem Schritt geht und wie dein Vater darauf reagiert. Vielleicht hat er eine Botschaft für dich.

Bedanke dich nun bei deinen Eltern und verabschiede dich von ihnen. Bleibe noch eine Zeit lang im Heilkreis der Krafttiere und genieße die Energie.

Komme nun langsam mit deiner Aufmerksamkeit wieder in deinen Körper zurück. Spüre deine Arme und Beine, bewege sie, nimm den Raum um dich herum wahr und öffne dann in deiner Zeit wieder deine Augen.

KINDERWUNSCH

Ein großes Lernthema, vor das Kinder der neuen Zeit ihre Eltern stellen, ist der Umgang mit unerfülltem Kinderwunsch.
Menschen, die teilweise jahrelang auf die Inkarnation eines Kindes hoffen, gehen durch tiefe seelische Prozesse, die letztendlich ihrer Weiterentwicklung dienen.
Viele Paare, die eine solche Zeit durchleben, sehen sie als schmerzhaft an, fühlen sich ohnmächtig, spüren tiefe Traurigkeit oder gar Verzweiflung. Im Grunde ist der Prozess jedoch auf einer höheren Ebene geplant, zwischen ihnen und der Seele des Kindes, das den Wunsch hat, bei diesem Paar zu inkarnieren.
Bei unerfülltem Kinderwunsch ist es besonders wichtig und hilfreich, mit der Seele des Kindes in Kontakt zu treten und zu fragen, welche Hindernisse für eine Inkarnation bestehen. Die Blockaden oder Probleme, die bei den Eltern (oder auch in der Beziehung der Eltern) existieren, können sehr vielschichtig sein und sind keineswegs auf körperliche Schwierigkeiten beschränkt. Botschaften der Seele des Kindes machen es den Eltern einfacher, in ihre eigene Kraft zurückzukehren und Gefühle der Ohnmacht und Verzweiflung loszulassen.
Gemeinsam mit dem Kind ist es leichter, Entscheidungen zu treffen, wie mit dem unerfüllten Kinderwunsch umgegangen wird (Aufarbeitung blockierender Themen, Adoption, Reproduktionsmedizin oder auch Abschied vom Kinderwunsch).
Singles, die einen Kinderwunsch verspüren, aber keinen Partner oder keine Partnerin an der Seite haben, mit dem sie ihren Kinderwunsch verwirklichen wollen, haben womöglich einen noch längeren Weg vor sich als Paare mit Kinderwunsch.

Die Seele des Kindes, das gerne inkarnieren möchte, kann in diesem Fall ebenfalls mithelfen, dass die beiden potenziellen Eltern sich kennenlernen, fast wie ein kleiner Amor, der sie unterstützt. Viele Babys berichten davon, dass sie Mama und Papa bei diesem Schritt begleitet haben, also sozusagen Drahtzieher beim Kennenlernen waren.

Fallbeispiel

Magdalena hat seit vielen Jahren einen starken Kinderwunsch. In ihrer letzten Beziehung, die sehr von Konflikten geprägt war, ist ihr Wunsch nach einem Kind immer mehr in den Hintergrund getreten.
In einer energetischen Einzelberatung nimmt sie Kontakt zur Seele des Kindes auf, das gerne durch sie auf die Welt kommen möchte. Das Kind teilt ihr mit, dass es einen Mann in ihrem näheren Umfeld gibt, der auf Seelenebene der Vater des Kindes sein könnte. Magdalena kenne ihn bereits, habe sich aber noch nie näher mit ihm unterhalten.
Einige Wochen nach der Kommunikation mit der Kinder-Seele trifft sie auf einer Party einen alten Bekannten, der ihr erzählt, dass er im letzten Jahr eine Trennung hinter sich gebracht hat …
Ungefähr zwei Jahre später wird der kleine Jakob geboren.

Botschaft von Maria zum Thema Singles mit Kinderwunsch

Viele Seelen, die im Moment menschliche Erfahrungen machen, spüren in sich den Wunsch, ihr Leben mit einem Kind zu teilen. Das heißt, sie haben einen Kinderwusch.

Manche dieser Menschen leben in einer Partnerschaft, haben einen unerfüllten Kinderwunsch, können beispielsweise aufgrund körperlicher Gegebenheiten kein Kind bekommen. Wisst, dass hinter diesen körperlichen Gegebenheiten immer auch energetische und vor allem seelische Ursachen stehen. Wisst, dass manche Paare auf Seelenebene die Vereinbarung getroffen haben, kinderlos zu bleiben. Sie haben die Aufgabe, ihren Kinderwunsch loszulassen.

Andere Paare haben nicht die Bestimmung, gemeinsam ein Kind zu bekommen, sondern mit einem anderen Partner oder einer anderen Partnerin. Es geht möglicherweise darum, dass die Beziehung nicht tragfähig für ein Kind ist. In manchen Fällen ist es der beste Weg, die Beziehung zu beenden und sich einer neuen Partnerschaft zuzuwenden, in der auch der Kinderwunsch erfüllt werden kann.

Andere Paare wiederum haben sich auf Seelenebene dazu entschieden, ihren Kinderwunsch mittels Reproduktionsmedizin oder Adoption zu erfüllen.

Es ist von großer Wichtigkeit, geliebte Menschen, dass jedes Paar seinen eigenen Weg nur selbst finden und gehen kann. Die Seelen der Kinder bereiten die ideale Situation für ihre zukünftigen Eltern vor, in der sie wachsen und lernen können und genau die Herausforderungen vorfinden, die sie in ihrer Lebenssituation benötigen.

Alle Wege, die im Herzen entstehen und in Liebe gegangen werden, sind innerhalb der göttlichen Ordnung. Jede Bewertung von außen,

die nicht in Liebe und Mitgefühl erfolgt, sollte tunlichst unterlassen werden.
Kinder der neuen Zeit wissen natürlich um die medizinischen Möglichkeiten, die es heute gibt. Viele von ihnen möchten genau solche Wege beschreiten, um diese Verfahren der Reproduktionsmedizin mit ihrer Liebe und ihrem Licht zu segnen.
Doch nicht für alle von euch ist es Teil ihres Seelenauftrags, ein Kind auf die Welt zu bringen und aufzuziehen. Was ist nun mit denjenigen von euch, die nicht in einer Beziehung leben, einen Kinderwunsch in sich spüren, weil eine Seele bei ihnen inkarnieren möchte, und versuchen, den richtigen Partner zu finden?
Es gibt viele Konzepte der alten Zeit, den richtigen Partner anzuziehen oder kennenzulernen. Dazu gehört das Schreiben von Listen, sogenannten Bestellungen beim Universum, in denen ihr die Eigenschaften eures Traumpartners oder eurer Traumpartnerin auflistet. Das ist ein interessanter Ansatz, doch es ist nicht der Weg, der dazu führt, euren Seelenpartner zu treffen. Denn wisst, je mehr ihr euch im Mangel fühlt, je mehr ihr euch etwas wünscht, um glücklich und zufrieden zu sein, desto mehr stößt ihr es von euch weg. Das gilt für alles, was ihr in eurem Leben manifestieren wollt. Wenn ihr versucht, es mit aller Kraft in euer Leben zu ziehen, dann gelingt es euch nicht, denn dann strahlt ihr Mangel aus, ruft sozusagen in die Welt hinaus: „Ich habe keinen Partner, ich wünsche mir einen!"
Euer Leben wird euch genau diese Erfahrung bescheren: keinen Partner zu haben.
Manche versuchen dann, sich diesen Wunsch zu verwehren, ihn also krampfhaft loszulassen, sich krampfhaft darauf zu konzentrieren, nicht in Mangel zu sein, auch das ist nicht der Weg, auch das sendet Mangel aus. So senden manche von euch aus: „Ich lebe nicht im Man-

gel, ich lebe nicht im Mangel, ich wünsche mir keinen Partner, ich bin zufrieden mit mir!" Das ist ein verkrampftes Aussenden. Jetzt fragt ihr euch vielleicht, was ihr denn dann aussenden oder manifestieren sollt.

Die einzige Antwort, die ich euch geben kann, ist: Lasst alles Wollen, alles Sollen, alles Verkrampfte los.

Denn wenn ihr versucht, etwas in euer Leben zu ziehen, und eure Seele weiß, dass eine andere Erfahrung vorher wichtig wäre, die euch erst dazu bereit macht, Mutter oder Vater zu werden, dann wird sie euch auf einen völlig anderen Weg führen. Dann werdet ihr eben nicht den Partner kennenlernen, den ihr auf eurer Liste komponiert habt. Oder ihr trefft jemanden, der scheinbar alle Punkte erfüllt, doch irgendein entscheidendes Merkmal fehlt. Beispielsweise, dass der Partner keine Liebe für euch empfindet oder ihr ihn nicht lieben könnt. Oder es ergibt sich so, dass er in einem Alter ist, in dem du dir eine Beziehung zwischen euch nicht vorstellen kannst. Möglicherweise lebt er in einem anderen Land oder auf einem anderen Kontinent. Es gibt unzählige Möglichkeiten, wie das Schicksal euch bei euren Bestellungen scheinbar an der Nase herumführen kann.

Einige von euch sagen dann: „Ich habe nicht gut genug bestellt, ich muss besser bestellen, ich muss die Bestellung verändern!"

Darum geht es aber nicht. Deine Seele möchte dich lehren, dass du dich gegen die Erfahrungen, zu denen du auf Seelenebene „Ja" gesagt hast, nicht sträuben kannst.

Wenn du nicht den richtigen Partner kennenlernst, dann hat das nichts damit zu tun, dass du etwas falsch gemacht hast, dass du dich beispielsweise bei deiner nächsten Verabredung anders stylen sollst oder besser über andere Themen redest.

Tue einfach das, wozu dein Herz „Ja" sagt, wozu du den Impuls ver-

spürst. Ohne das Ziel vor Augen zu haben, unbedingt einen Partner finden zu wollen.
Es geht also darum, voll und ganz loszulassen. Auf allen Ebenen. Sich wirklich von jeder Verkrampfung in Bezug auf deine Zielerreichung zu befreien. Und deinen Kinderwunsch und den Wunsch nach einem Partner in die Hände deiner Seele zu legen.

Meditation: Kinderwunsch bei Singles

In dieser Meditation begegnet man dem eigenen Höheren Selbst, das einem hilft, sich voll und ganz dem Fluss des Lebens anzuvertrauen, der einen zum zukünftigen Vater bzw. zur zukünftigen Mutter des eigenen Kindes bringt.

Nimm ein paar tiefe Atemzüge, komme zu dir, komme in deinem Körper an. Spüre die Grenzen deines Körpers und die Welt um dich herum. Spüre das, was in dir ist. Was du jetzt in dir trägst: deine Körperempfindungen, Gefühle, Gedanken, alle Erwartungen, die du jetzt an diese Reise bezüglich deines Kinderwunsches hast. Nimm dich wahr. Nimm dich für diesen Moment so an, wie du bist, mit all deinen Verkrampfungen, mit all deinem Mangel, all deinen Sorgen, Ängsten, Wünschen und Bedürfnissen. Nimm dich wirklich an. Vielleicht verspürst du den Impuls, deine Hände auf eine bestimmte Stelle deines Körpers zu legen, dich zu umarmen, dich zu berühren.
Spüre nun eine liebevolle Präsenz an deiner Seite. Die Präsenz von Lady Nada, der aufgestiegenen Meisterin, die einst als Maria Magdalena inkarniert war. Lady Nada ist eine Meisterin, die Menschen besonders in allen Aspekten von Beziehungen,

vor allem menschlichen Liebesbeziehungen, unterstützt. Sie ist diejenige, die dich jetzt auf dieser Reise begleiten möchte. Eine Reise, bei der es darum geht, dass du einen Kinderwunsch hast, ihn gerne erfüllen würdest, aber keinen Partner oder keine Partnerin an deiner Seite hast, der oder die diesen Wunsch mit dir teilt. Lady Nada legt ihre Hände sanft und liebevoll auf dein Herzchakra. Vorne auf deinen Brustkorb und hinten auf deinen Rücken.

Sie lässt ihre Energie in dich einfließen und du spürst, wie sich Entspannung und Liebe in dir ausbreiten. Die Energie der Akzeptanz deiner Lebenssituation, der Akzeptanz von dir selbst, der Liebe zu dir selbst. Lady Nada lädt dich ein, deine Augen zu schließen, und als du sie wieder öffnest, befindest du dich an einem wunderschönen Ort.

Auf einer Wiese, neben der ein Wald beginnt. Du entdeckst einen Fluss, der am Waldesrand entlangfließt. Lady Nada sagt zu dir, dass es sich um den Fluss des Lebens handelt. Sie nimmt dich an der Hand und ihr nähert euch dem Fluss. Betrachte ihn. Spüre, wie es dir mit ihm geht. Nimm ihn wahr.

Ist es ein sanfter Fluss, der sich durch die Landschaft schlängelt? Oder ein reißender Fluss, der dir ein wenig Angst macht?

Lady Nada sagt dir, dass deine Wahrnehmung dieses Flusses sehr viel mit dir und deiner jetzigen Lebenssituation zu tun hat. Du erkennst darin, wie stark dein Vertrauen zum Leben oder wie groß deine Angst ist. Setze dich an den Rand des Flusses. Lady Nada lässt ihre Hände auf dir liegen. Nimm den Fluss in Ruhe wahr.

Spüre in dich hinein, wie es sich anfühlt, wenn Lady Nada dir verrät, dass du dich im Laufe dieser Reise in den Fluss des Lebens begeben wirst, um dich von ihm davontragen zu lassen. Du erkennst ein kleines Floß am Rande des Flusses, das dort vertäut ist. Es hat kein Ruder, keine Steuerung, sondern es wird dich einfach mit der Strömung den Fluss entlangtragen. Spüre hin, wie sich das anfühlt. Spüre, wie viel Vertrauen du zu deinem Fluss des Lebens und zu deinem Floß hast. Nimm dir Zeit.

Währenddessen fließt die Energie von Lady Nada weiter in dich ein.

Nun geht ihr langsam zur Anlegestelle des Floßes. Nimm seine Beschaffenheit wahr.

Falls es Löcher hat, falls einige Planken nicht gut miteinander verbunden sind, dann kommt nun ein Engeltrupp zu dir und repariert dein Floß, baut es vielleicht größer, sodass du dich bequem auf ihm niederlassen kannst. Lady Nada setzt sich neben dich und fragt dich, ob du bereit bist, die Verankerung des Bootes zu lösen. Nimm dir Zeit, in dich hinein zu spüren.

Wenn du bereit bist, schneide das Tau mit einer großen, goldenen Schere, die dir Lady Nada reicht, durch. Du spürst, wie sich das Floß in Bewegung setzt. Ganz egal, wie stark die Strömung ist, du kannst darauf vertrauen, dass es dich sicher tragen wird. Sieh, was du am Ufer erkennst, während dich der Fluss des Lebens weiterträgt. Vielleicht erscheinen am Ufer einige Situationen oder Szenen aus deiner Vergangenheit, die dir zeigen, wo du früher dem Fluss des Lebens nicht vertraut hast, dich beschränkt hast, im Widerstand warst gegen einiges, mit dem dich das Leben beschenken wollte. Betrachte alle Szenen, ohne an ihnen hängen zu bleiben, ohne an ihnen zu haften. Lasse dich vom Floß einfach weitertragen. Du kannst es oh-

nehin nicht stoppen. Vielleicht wird es schneller und schneller. Du kannst völlig auf das Floß und auf Lady Nada an deiner Seite vertrauen. Auch wenn der Fluss immer reißender werden sollte, auch wenn du das Gefühl hast, auf einen Wasserfall hinzusteuern, bleibe einfach auf dem Floß sitzen. Es wird dir nichts geschehen. Du wirst getragen und gehalten.
Auch dein Schutzengel ist bei dir und sagt dir, dass er dich jederzeit von deinem Floß nach oben heben kann, falls es zu einer brenzligen Situation kommt. Und schon siehst du vor dir, wie der Fluss plötzlich nach unten stürzt, in einen riesengroßen Wasserfall, so groß wie die Niagarafälle.
Dein Schutzengel hält dich an den Händen und hebt dich ein wenig nach oben, sodass du völlig sicher und geschützt mit ihm über den Wasserfall hinweg fliegen kannst. Das Floß und Lady Nada landen unten, du siehst, dass Lady Nada lacht und über das ganze Gesicht strahlt. Dein Schutzengel setzt dich sicher wieder auf dem Floß ab.
Der Fluss fließt weiter. Vielleicht sanft, vielleicht reißend, je nachdem, wie der Fluss deines individuellen Lebens fließt. Es gibt jetzt nichts, was du verändern solltest. Nichts, was du beeinflussen könntest. Du darfst dich nun vertrauensvoll dem Fluss des Lebens hingeben. Entdecke in Ruhe, was das Leben für dich bereithält. Das Floß bewegt sich weiter und sobald erneut Stromschnellen kommen oder der Fluss hinabstürzt, hebt dich dein Schutzengel nach oben und setzt dich danach sicher wieder auf dem Floß ab.
Irgendwann kommt ihr an eine sehr sanfte Stelle. Das Floß wird langsamer und langsamer, du erkennst die Landschaft am Rande des Flusses nun ganz genau. Das Floß kommt sanft

zum Halten, wird wie von selbst ans Ufer des Flusses getragen und stoppt. Steige aus, erkunde die Landschaft. Lady Nada begleitet dich.
Du gehst durch einen Wald, einen Waldweg entlang, und gelangst zu einer Lichtung. Die Lichtung ist wunderschön geschmückt und am Rande der Lichtung stehen Tiere, die dich liebevoll ansehen. Lichtwesen haben sich versammelt. In der Mitte der Lichtung tanzen Feen, Elfen und Zwerge einen fröhlichen, ausgelassenen Tanz. Fragend siehst du Lady Nada an. Sie sagt zu dir:
„Mein liebes Menschenkind. Auf dieser Lichtung, an diesem magischen Ort, triffst du jetzt den Partner oder die Partnerin, mit der oder dem du auf Seelenebene vereinbart hast, eine Partnerschaft einzugehen, in der dein Kinderwunsch erfüllt wird.
Vielleicht hast du ein konkretes Bild von einem Menschen, der jetzt auf dich zukommt, vielleicht ein sehr verschwommenes Bild, womöglich nur ein Gefühl. Falls du niemanden wahrnimmst, vertraue darauf, dass deine Seele den anderen Menschen genau erkennt und dich in weiterer Folge leiten und führen wird, diesen Menschen zu treffen.
Möglicherweise ist es nicht Teil deines Seelenplans, eine solche Partnerschaft einzugehen, sondern dein Leben allein zu meistern, zu genießen und dein Glück zu finden. Oder eine Beziehung mit einem Partner einzugehen, mit dem du kein Kind bekommen wirst. Deine Seele kann dich auf diesem Weg ebenso unterstützen.
Nimm die Person wahr. Spüre die Energie, sieh in die liebevollen Augen, erkenne die Seele. Fühle, wie sehr du zu Hause angekommen bist, bei dir und bei diesem Menschen. Die

Feen, Elfen und Zwerge bilden einen Heilkreis für euch beide, für eure Beziehung, euer Kennenlernen, für eure Annäherung. Spüre ihre liebevolle, kraftvolle Energie."

Und dann verabschiede dich langsam von all den Wesen, denen du hier begegnest bist, von Lady Nada und von deinem zukünftigen Partner oder deiner zukünftigen Partnerin. Bedanke dich bei ihnen.

Komme nun langsam mit deiner Aufmerksamkeit wieder in deinen Körper zurück. Spüre deine Arme und Beine, bewege sie, nimm den Raum um dich herum wahr und öffne dann in deiner Zeit wieder deine Augen.

Einladen einer inkarnationsbereiten Seele

Um die Ankunft eines Kindes der neuen Zeit auf der Erde zu erleichtern, ist es eine wunderbare Möglichkeit, mit dem Baby auf Seelenebene Kontakt aufzunehmen und es zu sich einzuladen. Die Schwingung des Kindes ist zu diesem Zeitpunkt sehr hoch, es ist frei von allen weltlichen Problemen, weit davon entfernt, einen Körper zu haben, und daher verfügt es über einen enormen Überblick. Seelen-Botschaften des Babys vor der Zeugung sind für die Eltern sehr hilfreich, da sie enorme Weisheit und große Heilungskraft besitzen. Kinder der neuen Zeit haben ein großes Ziel: ihre Eltern bei deren Weiterentwicklung zu unterstützen. Daher sind Babys auch mehr als bereit, in liebevollen Botschaften alles zu vermitteln, was für ihre Eltern im jeweiligen Moment wichtig ist.

Viele Kinder kündigen sich lange vor der Zeugung (beispielsweise in Träumen oder Meditationen) an. Sie versuchen, mit den Eltern Kontakt aufzunehmen, zu ihnen durchzudringen.

Die Seelen-Botschaften der Babys sind dabei sehr unterschiedlich. Manchmal möchten die Kinder blinde Flecke ihrer zukünftigen Eltern aufzeigen, ihnen aus Sackgassen ihrer Entwicklung heraushelfen oder sie einfach auf die Elternrolle vorbereiten. Andere Kinder unterstützen einen Elternteil, sich aus einer Beziehung zu lösen, die nicht mehr stimmig ist, um in der neuen Partnerschaft das Kind empfangen zu können.

Fallbeispiel

Sandra und Matthias sind bereits Eltern eines Sohnes und möchten die Ankunft ihres zweiten Kindes bewusst vorbereiten. An einem besonderen Kraftort in der Natur nehmen sie Verbindung mit ihrem zukünftigen Kind auf. Die Seele des Babys erscheint ihnen sofort, ohne dass irgendwelche Hindernisse für die Inkarnation zu erkennen sind. Das Kind teilt ihnen mit, dass es bereit ist und sich schon sehr darauf freut, endlich im Bauch der Mutter heranzuwachsen.
Beim nächsten Eisprung wird Sandra schwanger. Neun Monate später kommt Michael auf die Welt.

Meditation: Einladen einer inkarnationsbereiten Seele (für Frauen)

Diese Meditation ist für Frauen gedacht, die sich in einer Partnerschaft befinden und einen Kinderwunsch haben. In der Reise begegnet man der Seele, die gerne bei dem Paar inkarnieren möchte, kann sich mit ihr austauschen, Botschaften empfangen und wahrnehmen, ob es Blockaden gibt, die die Zeugung des Kindes noch behindern.

Die Meditation kann gemeinsam als Paar oder auch nur von einer Person durchgeführt werden.

Nimm ein paar tiefe Atemzüge, komme ganz in dir an.
Immer mehr in deine Mitte, in deine Kraft. Spüre, wie dein Atem dir dabei hilft, deinen Körper voll und ganz wahrzunehmen. Entspanne ganz bewusst deine Füße, deine Beine, dein Becken, deinen Unterleib, deinen Rücken, deinen Oberkörper, deine Schultern, Arme, Hände, deinen Nacken, dein Gesicht, deinen Kopf, nimm dich voll und ganz wahr, sei präsent.
In diesem Moment, im Hier und Jetzt.
Dann spüre, wie sich zwei sehr sanfte Hände auf deine Schultern legen. Meisterin Maria, der Archetyp der Mutter, ist nun zu dir gekommen, um dich auf dieser Reise zu unterstützen. Spüre die liebevolle, kraftvolle Energie, die nun in dich einfließt.
Maria lädt dich ein, in einen bunten Heißluftballon zu steigen, der nun neben dir erscheint. Sie versichert dir, dass du in vollkommener Sicherheit bist. Du spürst, wie der Ballon leichter und leichter wird, zu schweben beginnt und dich immer höher trägt.
Durch die Wolkendecke hindurch und immer höher und höher in Richtung Universum.
Genieße den Flug.
Der Ballon landet schließlich in einer wunderschönen Landschaft. Du fragst dich vielleicht, wo du hier gelandet bist, und spürst in deinem Inneren, dass es sich um einen magischen Ort handelt, der sich in einer anderen Dimension befindet als die Erde.

Du wirst eingeladen, aus dem Korb des Ballons zu steigen, und spürst bewusst den Boden unter deinen Füßen. Du nimmst eine wunderschöne Landschaft wahr.
Vor dir steht ein strahlendes Lichtwesen. Es handelt sich um die Seele des Kindes, das bei dir inkarnieren möchte.
Vielleicht nimmst du auch mehrere Seelen wahr, dann bitte die Seele vorzutreten, die sich als Erste auf den Weg zur Erde machen möchte.
Falls du überhaupt keine Gestalt wahrnimmst, wartet im Moment möglicherweise keine Seele auf eine Inkarnation, dann stellt sich Maria vor dich und du machst diesen Prozess mit ihr.
Lasse dich auf das Lichtwesen, das jetzt vor dir steht, ein. Nimm alle Botschaften wahr, die jetzt für dich bestimmt sind.
Vielleicht erklärt die Seele dir, warum es so wichtig ist, dass sie gerade bei dir inkarniert, warum sie sich dich als Mutter ausgewählt hat. Was eure Seelen gemeinsam vorhaben. Vielleicht hat sie auch völlig andere Botschaften für dich. Nimm dir Zeit, ein Gespräch mit ihr zu führen.
Du nimmst nun an deiner rechten Seite eine Energie wahr, die sich sehr irdisch, menschlich anfühlt. Der Vater des Kindes, der Vater, den sich die Seele des Kindes für ihre Inkarnation ausgesucht hat, ist nun an deine Seite getreten.
Vielleicht möchtest du die Hand deines Partners nehmen und seine Energie spüren. Nimm wahr, wie es dir mit diesem Mann geht, wie er sich anfühlt, was seine Energie in deinem Energiesystem bewirkt. Welche Emotionen er in dir auslöst, welche körperlichen Reaktionen du wahrnimmst, was du über ihn denkst.

Sieh ihn dir an, sieh in seine Augen.
Vielleicht kennst du den Mann, vielleicht ist er dir noch vollkommen unbekannt. Frage ihn, ob er eine Botschaft für dich hat. Beispielsweise, wie es ihm mit dem Gedanken geht, Vater zu werden. Ob es irgendetwas gibt, was du tun kannst, um ihn in seinem Prozess zu unterstützen.
Spüre in dich hinein, ob du ihm etwas sagen möchtest. Ob es bei dir vielleicht Zweifel oder Ängste gibt, die du in dir trägst, die du jetzt teilen möchtest. Vielleicht willst du ihm auch sagen, wie es dir mit dem Gedanken geht, gemeinsam ein Kind zu zeugen.
Nehmt euch Zeit, euch über eure Gedanken und Gefühle auszutauschen.
Und nehmt euch an den Händen, wenn es für euch stimmig ist. Plötzlich bemerkst du, dass sich etwas zwischen euch und die Seele, das Lichtwesen, geschoben hat. Es handelt sich um die Blockaden, Hindernisse, Zweifel, Ängste, die euch bisher daran gehindert haben, die Seele bei euch willkommen zu heißen. Vielleicht nimmst du eine sehr kleine Blockade wahr, möglicherweise einen riesengroßen Felsen. Meisterin Maria gibt dir nun Hinweise dazu, wie ihr diese Blockade überwinden könnt. Vielleicht gibt es Entscheidungen, die zu treffen sind, oder Schritte, die zu gehen sind, Worte, die auszusprechen sind, um über die Hürde zu gelangen oder die Hürde zum Schmelzen zu bringen. Vielleicht geht es auch gar nicht darum, die Blockade zu überwinden.
Vielleicht reicht es, sich in eine andere Richtung zu wenden, um die Hürde herumzugehen oder sich einfach umzudrehen und die Seele zu bitten, sich an einer anderen Stelle zu platzieren.

Sei aber ganz ehrlich zu dir selbst. Manipuliere das Bild oder deine Wahrnehmung nicht. Falls eine große Blockade da ist, dann nimm sie an und hole dir jetzt alle Informationen, die du benötigst, um deinen Kinderwunsch in Erfüllung gehen zu lassen.

Nimm dir Zeit, dich mit den Blockaden zu beschäftigen. Beziehe auch deinen Partner ein. Maria unterstützt euch dabei.

Falls es möglich ist, alle Blockaden hier und jetzt, auf dieser Reise, zu überwinden, dann schließt das Kind in eure Arme.

Sagt ihm, dass ihr nun bereit seid, es zu empfangen. Falls die Blockaden nicht alle auf einmal hier und jetzt gelöst werden dürfen, dann vereinbart, dass ihr zu einem späteren Zeitpunkt, beispielsweise in einigen Wochen, wieder hierher kommen werdet. Es ist wichtig, dass ihr diese Reise nicht zu oft hintereinander macht, weil die Prozesse Zeit brauchen. Mache sie frühestens in drei Wochen wieder, außer deine Intuition sagt dir etwas anderes.

Maria stellt sich nun vor euch und legt ihre Hände auf verschiedene Körperstellen und in eurem Energiesystem und lässt ihre kraftvolle Heilungsenergie in euch einfließen. Spüre, wie du immer ruhiger und friedlicher wirst. Gelassenheit breitet sich in dir aus. Frieden mit deinem Leben, wie es ist.

Frieden mit der Situation.

Und dann verabschiede dich von all diesen liebevollen Wesen und Menschen, steige in den Ballon und lasse dich wieder tiefer tragen.

Genieße den Flug und nimm wahr, dass du dich der Erde und damit auch deinem Körper wieder langsam näherst.

Der Ballon landet auf der Erde, du steigst aus ihm heraus,

spürst wieder den festen Boden unter deinen Füßen.
Komme nun langsam mit deiner Aufmerksamkeit wieder in deinen Körper zurück. Spüre deine Arme und Beine, bewege sie, nimm den Raum um dich herum wahr und öffne dann in deiner Zeit wieder deine Augen.

Meditation: Einladen einer inkarnationsbereiten Seele (für Männer)

Diese Meditation ist für Männer gedacht, die sich in einer Partnerschaft befinden und einen Kinderwunsch haben. In der Reise begegnet man der Seele, die gerne bei dem Paar inkarnieren möchte, kann sich mit ihr austauschen, Botschaften empfangen und wahrnehmen, ob es Blockaden gibt, die die Zeugung des Kindes noch behindern.
Die Meditation kann gemeinsam als Paar oder auch nur von einer Person durchgeführt werden.

Nimm ein paar tiefe Atemzüge, komme ganz in dir an.
Immer mehr in deine Mitte, in deine Kraft. Spüre, wie dein Atem dir dabei hilft, deinen Körper voll und ganz wahrzunehmen. Entspanne ganz bewusst deine Füße, deine Beine, dein Becken, deinen Unterleib, deinen Rücken, deinen Oberkörper, deine Schultern, Arme, Hände, deinen Nacken, dein Gesicht, deinen Kopf, nimm dich voll und ganz wahr, sei präsent.
In diesem Moment, im Hier und Jetzt.
Dann spüre, wie sich zwei sehr sanfte Hände auf deine Schultern legen. Meister Kuthumi, der Archetyp des Vaters, ist zu dir gekommen, um dich auf dieser Reise zu begleiten.

Spüre die liebevolle, kraftvolle Energie, die nun in dich einfließt.
Kuthumi lädt dich ein, in einen bunten Heißluftballon zu steigen, der nun neben dir erscheint. Er versichert dir, dass du in vollkommener Sicherheit bist. Du spürst, wie der Ballon leichter und leichter wird, zu schweben beginnt und dich immer höher trägt.
Durch die Wolkendecke hindurch und immer höher und höher in Richtung Universum.
Genieße den Flug.
Der Ballon landet schließlich in einer wunderschönen Landschaft. Du fragst dich vielleicht, wo du hier gelandet bist, und spürst in deinem Inneren, dass es sich um einen magischen Ort handelt, der sich in einer anderen Dimension befindet als die Erde.
Du wirst eingeladen, aus dem Korb des Ballons zu steigen, und spürst bewusst den Boden unter deinen Füßen. Du nimmst eine wunderschöne Landschaft wahr.
Vor dir steht ein strahlendes Lichtwesen. Es handelt sich um die Seele des Kindes, das bei dir inkarnieren möchte.
Vielleicht nimmst du auch mehrere Seelen wahr, dann bitte die Seele vorzutreten, die sich als Erste auf den Weg zur Erde machen möchte.
Falls du überhaupt keine Gestalt wahrnimmst, wartet im Moment möglicherweise keine Seele auf eine Inkarnation, dann stellt sich Kuthumi vor dich und du machst diesen Prozess mit ihm.
Lasse dich auf das Lichtwesen, das jetzt vor dir steht, ein. Nimm alle Botschaften wahr, die jetzt für dich bestimmt sind.

Vielleicht erklärt die Seele dir, warum es so wichtig ist, dass sie gerade bei dir inkarniert, warum sie sich dich als Vater ausgewählt hat. Was eure Seelen gemeinsam vorhaben. Vielleicht hat sie auch völlig andere Botschaften für dich. Nimm dir Zeit, ein Gespräch mit ihr zu führen.

Du nimmst nun an deiner linken Seite eine Energie wahr, die sich sehr irdisch, menschlich anfühlt. Die Mutter des Kindes, die Mutter, die sich die Seele des Kindes für ihre Inkarnation ausgesucht hat, ist nun an deine Seite getreten.

Vielleicht möchtest du die Hand deiner Partnerin nehmen und ihre Energie spüren. Nimm wahr, wie es dir mit dieser Frau geht, wie sie sich anfühlt, was ihre Energie in deinem Energiesystem bewirkt. Welche Emotionen sie in dir auslöst, welche körperlichen Reaktionen du wahrnimmst, was du über sie denkst.

Sieh sie dir an, sieh in ihre Augen.

Vielleicht kennst du die Frau, vielleicht ist sie dir noch vollkommen unbekannt. Frage sie, ob sie eine Botschaft für dich hat. Beispielsweise, wie es ihr mit dem Gedanken geht, Mutter zu werden. Ob es irgendetwas gibt, was du tun kannst, um sie in ihrem Prozess zu unterstützen.

Spüre in dich hinein, ob du ihr etwas sagen möchtest. Ob es bei dir vielleicht Zweifel oder Ängste gibt, die du in dir trägst, die du jetzt teilen möchtest. Vielleicht willst du ihr auch sagen, wie es dir mit dem Gedanken geht, gemeinsam ein Kind zu zeugen.

Nehmt euch Zeit, euch über eure Gedanken und Gefühle auszutauschen.

Und nehmt euch an den Händen, wenn es für euch stimmig

ist. Plötzlich bemerkst du, dass sich etwas zwischen euch und die Seele, das Lichtwesen, geschoben hat. Es handelt sich um die Blockaden, Hindernisse, Zweifel, Ängste, die euch bisher daran gehindert haben, die Seele bei euch willkommen zu heißen. Vielleicht nimmst du eine sehr kleine Blockade wahr, möglicherweise einen riesengroßen Felsen. Meister Kuthumi gibt euch nun Hinweise dazu, wie ihr diese Blockade überwinden könnt. Vielleicht gibt es Entscheidungen, die zu treffen sind, oder Schritte, die zu gehen sind, Worte, die auszusprechen sind, um über die Hürde zu gelangen oder die Hürde zum Schmelzen zu bringen. Vielleicht geht es auch gar nicht darum, die Blockade zu überwinden.

Vielleicht reicht es, sich in eine andere Richtung zu wenden, um die Hürde herumzugehen oder sich einfach umzudrehen und die Seele zu bitten, sich an einer anderen Stelle zu platzieren.

Sei aber ganz ehrlich zu dir selbst. Manipuliere das Bild oder deine Wahrnehmung nicht. Falls eine große Blockade da ist, dann nimm sie an und hole dir jetzt alle Informationen, die du benötigst, um deinen Kinderwunsch in Erfüllung gehen zu lassen.

Nimm dir Zeit, dich mit den Blockaden zu beschäftigen. Beziehe auch deine Partnerin ein. Kuthumi unterstützt euch dabei. Falls es möglich ist, alle Blockaden hier und jetzt, auf dieser Reise, zu überwinden, dann schließt das Kind in eure Arme.

Sagt ihm, dass ihr nun bereit seid, es zu empfangen. Falls die Blockaden nicht alle auf einmal hier und jetzt gelöst werden dürfen, dann vereinbart, dass ihr zu einem späteren Zeitpunkt, beispielsweise in einigen Wochen, wieder hierher kommen werdet. Es ist wichtig, dass ihr diese Reise nicht zu oft hintereinander macht, weil die Prozesse Zeit brauchen. Mache sie frühestens in drei Wochen wieder, außer deine Intuition sagt dir etwas anderes.

Kuthumi stellt sich nun vor euch und legt seine Hände auf verschiedene Körperstellen und in euer Energiesystem und lässt seine kraftvolle Heilungsenergie in euch einfließen. Spüre, wie du immer ruhiger und friedlicher wirst. Gelassenheit breitet sich in dir aus. Frieden mit deinem Leben, wie es ist.

Frieden mit der Situation.

Und dann verabschiede dich von all diesen liebevollen Wesen und Menschen, steige in den Ballon und lasse dich wieder tiefer tragen.

Genieße den Flug und nimm wahr, dass du dich der Erde und damit auch deinem Körper wieder langsam näherst.

Der Ballon landet auf der Erde, du steigst aus ihm heraus, spürst wieder den festen Boden unter deinen Füßen.

Komme nun langsam mit deiner Aufmerksamkeit wieder in deinen Körper zurück. Spüre deine Arme und Beine, bewege sie, nimm den Raum um dich herum wahr und öffne dann in deiner Zeit wieder deine Augen.

DREIZEHN SCHRITTE RICHTUNG SCHWANGERSCHAFT

Unerfüllter Kinderwunsch ist aus der seelischen Ebene betrachtet immer eine Chance für tief greifende persönliche Weiterentwicklung und Transformation.

Die dreizehn Schritte Richtung Schwangerschaft bieten zukünftigen Müttern und Vätern die Möglichkeit, Themen, die einer Elternschaft im Wege stehen, zu lösen und sich auf die Zeugung des Kindes vorzubereiten, indem sie sich mit den Energien der dreizehn göttlichen Strahlen verbinden, Botschaften von Lichtwesen erhalten und Selbstreflexions-Fragen beantworten.

Die dreizehn Schritte folgen dem weiblichen Zyklus. Am ersten Tag des Zyklus, also beim Einsetzen der Menstruation, beginnt der erste Schritt – der blaue Strahl. Am zweiten Zyklustag der zweite Schritt usw. Der dreizehnte Schritt fällt (je nach individuellem Zyklus) ungefähr mit dem Eisprung zusammen, der auf diese Weise energetisch vorbereitet wird.

Hinweis

Ideal ist es, wenn beide, also die zukünftige Mutter und der zukünftige Vater, die dreizehn Schritte durchführen. Das ist aber nicht zwingend notwendig.

Die Meditationen für den ersten bis zwölften Tag sind für Männer und Frauen gleich, am dreizehnten Tag gibt es zwei getrennte Meditationen.

Die dreizehn göttlichen Strahlen

In den Meditationen wird mit dem System der dreizehn göttlichen Strahlen gearbeitet. Jedem Farbstrahl sind dabei bestimmte Themen zugeordnet sowie ein aufgestiegener Meister/eine aufgestiegene Meisterin und ein Erzengel.
In den dreizehn Meditationen erscheint bei jedem Schritt ein Lichtwesen. Es muss sich dabei nicht zwingend um den Meister, die Meisterin oder den Erzengel handeln, der dem jeweiligen Strahl zugeordnet ist. Falls man jedoch Probleme dabei hat, das Lichtwesen zu identifizieren, kann man sich auch direkt mit der Bitte um Unterstützung an die in der Tabelle genannten Lichtwesen wenden.

Strahl	Themen	Meister/ Meisterin	Erzengel
1. blau	Mut, Kraft, Schutz, Zuversicht	El Morya	Michael
2. aquamarin	Entscheidungen, Klarheit	Maha Cohan	Aquariel
3. goldgelb	Weisheit, Erleuchtung, Freude	Konfuzius	Jophiel
4. grün	Wahrheit, Heilung, Liebe zu Mutter Erde	Hilarion	Raphael
5. rosa	bedingungslose Liebe, Freiheit, Toleranz, Selbstliebe	Rowena	Chamuel

6. magenta	Harmonie, Yin-Yang-Gleichgewicht, Männlichkeit	Sananda	Anthriel
7. gold	Fülle, Reichtum, Geborgenheit	Kuthumi	Valeoel
8. pfirsich	Lebensfreude, Seelenauftrag	Maitreya	Perpetiel
9. weiß	Reinigung, Einladen inkarnationsbereiter Seelen	Serapis Bey	Gabriel
10. opal	Karmafreiheit, Ausstieg aus Täter- und Opferrollen	Sanat Kumara	Omniel
11. rubinrot	Frieden, Harmonie, Weiblichkeit, Erdung	Lady Nada	Uriel
12. violett	Vergebung, Selbstvergebung, Transformation	St. Germain	Zadkiel
13. Regenbogen	persönliche Meisterschaft	Höheres Selbst	Schutzengel

Meditation: Tag 1, blauer Strahl

In dieser Meditation verbindet man sich mit dem blauen Strahl, der Mut, Kraft, Schutz und Zuversicht vermittelt. Reflexionsfragen dienen der Beschäftigung mit diesen Themen.

Nimm ein paar tiefe Atemzüge, komme ganz in dir an. Immer mehr in deine Mitte, in deine Kraft. Spüre, wie dein Atem dir dabei hilft, deinen Körper voll und ganz wahrzuneh-

men. Entspanne ganz bewusst deine Füße, deine Beine, dein Becken, deinen Unterleib, deinen Rücken, deinen Oberkörper, deine Schultern, Arme, Hände, deinen Nacken, dein Gesicht, deinen Kopf, nimm dich voll und ganz wahr, sei präsent.
In diesem Moment, im Hier und Jetzt.
Stelle dir nun vor, dass du dich an einem wunderschönen Ort in der Natur befindest, auf einer grünen, saftigen Blumenwiese, die von einem dichten Wald umgeben ist. Du fühlst dich sehr wohl und geborgen.
Du entdeckst dreizehn Meditationskissen in den Farben der dreizehn göttlichen Strahlen, die auf der Wiese angeordnet wurden. Zwölf Kissen sind im Kreis angeordnet: ein blaues Kissen, das nächste aquamarin, goldgelb, grün, rosa, magenta, gold, pfirsich, weiß, opal, rubinrot und violett. Ein Kissen befindet sich der Mitte. Es ist regenbogenfarben.
Du bemerkst, dass aus dem Wald liebevolle, lichtvolle Wesen zu dir auf die Wiese kommen. Es handelt sich um Engel und aufgestiegene Meister. Vielleicht sind auch Naturwesen wie Elfen, Feen oder Zwerge dabei. Möglicherweise erkennst du auch Krafttiere. Die dreizehn Wesen setzen sich auf die dreizehn Pölster. Spüre die Energie, die von der Gruppe der Wesen ausgeht. Sie wissen von deinem Kinderwunsch und möchten dich gerne dabei unterstützen, ein Kind zu empfangen bzw. zu zeugen. Sie laden dich ein, nun täglich bei ihnen vorbeizukommen, am ersten, zweiten, dritten Tag des Zyklus und so weiter. Du wirst dich mit jeweils einem göttlichen Farbstrahl verbinden und ein Lichtwesen wird dir dabei helfen, mögliche Blockaden und Widerstände loszulassen, die eine Empfängnis oder Zeugung bisher verhindert haben.

Heute lädt dich das Lichtwesen ein, das auf dem blauen Kissen Platz genommen hat, mit ihm in Verbindung zu treten. Nimm das Wesen wahr. Handelt es sich um einen Engel, einen Meister oder eine Meisterin, ein Naturwesen, ein Tier?
Das Wesen erhebt sich und lädt dich ein, auf dem blauen Meditationskissen Platz zu nehmen. Du bemerkst, dass von oben eine Lichtsäule aus saphirblauem, sanftem Licht auf dich herabstrahlt. Genieße die Energie des blauen Strahls eine Zeit lang. Schutz, Kraft, Zuversicht und Mut strömen in dich ein.
Während du die Energie genießt, stellt das Wesen dir einige Fragen. Lasse die Antworten wie von selbst in deinem Geiste entstehen. Falls du keine Antwort weißt, vertraue darauf, dass das Lichtwesen dich dabei unterstützen wird, sie zu finden.
Bist du bereit, ein Kind zu empfangen bzw. zu zeugen?
Wovor hast du beim Gedanken an eine Schwangerschaft am meisten Angst?
Machst du dir Sorgen, eine gute Mutter bzw. ein guter Vater zu werden?
Welche Menschen scheinen dir bei deinem Kinderwunsch im Wege zu stehen oder nicht genügend Unterstützung zu bieten?
Fühlst du dich stark genug, Mutter bzw. Vater zu werden? Hast du genug Energie, ein Kind zu begleiten?
Hast du Existenzängste?
Kannst du darauf vertrauen, dass alles in deinem Leben zur rechten Zeit geschieht, auch das Empfangen bzw. Zeugen eines Kindes?
Falls du die dreizehn Schritte zum wiederholten Mal machst: Wie geht es dir dabei, dass die Schwangerschaft noch nicht

eingetreten ist? Welche Ängste, Sorgen, Gedanken sind da? Nimm wahr, ob das Lichtwesen eine Botschaft für dich hat. Wenn du möchtest, notiere sie.
Nimm dir Zeit.
Wenn du eine Frau bist, kommt nun die aufgestiegene Meisterin Maria, der Archetyp der Mutter, auf dich zu. Wenn du ein Mann bist, der aufgestiegene Meister Kuthumi, der Archetyp des Vaters. Sie bzw. er legt die Hände auf deine Schultern und lässt ihre bzw. seine sanfte, liebevolle Energie in dich einfließen.
Maria bzw. Kuthumi bittet dich, im Vertrauen zu bleiben. Vertrauen in dich selbst und Vertrauen in die geistige Welt. Du siehst, dass sie bzw. er eine wunderschöne Kordel, auf die eine saphirblaue Perle aufgefädelt ist, in der Hand hält. Sie bzw. er legt sie dir um den Hals und teilt dir mit, dass du nun jeden Tag eine Perle in der entsprechenden Farbe erhalten wirst. Die heutige Perle ist mit der Energie des saphirblauen Strahls erfüllt. Sie wird dich durch den heutigen Tag und durch die Nacht begleiten und dir Schutz, Kraft, Zuversicht und Mut spenden.
Bedanke dich bei Maria oder Kuthumi und allen Lichtwesen, denen du heute begegnet bist, und kehre langsam mit deiner Aufmerksamkeit wieder ins Hier und Jetzt zurück, in den Raum, in dem du dich befindest, und öffne in deiner Zeit wieder deine Augen.

Meditation: Tag 2, aquamarinfarbener Strahl

In dieser Meditation verbindet man sich mit dem aquamarinfarbenen (hellblauen) Strahl, der Klarheit und Unterscheidungsvermögen vermittelt. Reflexionsfragen dienen der Beschäftigung mit diesen Themen.

Nimm ein paar tiefe Atemzüge, komme ganz in dir an.
Immer mehr in deine Mitte, in deine Kraft. Spüre, wie dein Atem dir dabei hilft, deinen Körper voll und ganz wahrzunehmen. Entspanne ganz bewusst deine Füße, deine Beine, dein Becken, deinen Unterleib, deinen Rücken, deinen Oberkörper, deine Schultern, Arme, Hände, deinen Nacken, dein Gesicht, deinen Kopf, nimm dich voll und ganz wahr, sei präsent.
In diesem Moment, im Hier und Jetzt.
Stelle dir nun vor, dass du dich wieder auf der grünen, saftigen Blumenwiese befindest, die du bereits kennst.
Du entdeckst wieder die dreizehn Meditationskissen. Das blaue Kissen ist unbesetzt, auf den anderen Kissen haben bereits die Wesen Platz genommen, die du bereits gestern wahrgenommen hast.
Spüre die Energie, die von der Gruppe der Wesen ausgeht.
Heute lädt dich das Lichtwesen ein, das auf dem aquamarinfarbenen Kissen Platz genommen hat, mit ihm in Verbindung zu treten. Nimm das Wesen wahr. Handelt es sich um einen Engel, einen Meister oder eine Meisterin, ein Naturwesen, ein Tier?
Das Wesen erhebt sich und lädt dich ein, auf dem aquamarinfarbenen Meditationskissen Platz zu nehmen. Du bemerkst,

dass von oben eine Lichtsäule aus aquamarinfarbenem, sanftem Licht auf dich herabstrahlt. Genieße die Energie des aquamarinfarbenen Strahls eine Zeit lang. Klarheit und Unterscheidungsvermögen strömen in dich ein.
Während du die Energie genießt, stellt das Wesen dir einige Fragen. Lasse die Antworten wie von selbst in deinem Geiste entstehen. Falls du keine Antwort weißt, vertraue darauf, dass das Lichtwesen dich dabei unterstützen wird, sie zu finden.
Gibt es im Moment in deinem Leben Entscheidungen, die du zu treffen hättest, für die du aber noch zu wenig Klarheit hast?
Gibt es im Moment Entscheidungen, die du zu treffen hättest, sie aber noch aus Angst oder aus anderen Beweggründen vor dir herschiebst?
Grübelst du manchmal so viel, dass deine Gedanken in einer Art Endlosschleife zu kreisen beginnen? Über welche Themen besonders?
Wo fehlt dir im Moment Klarheit in deinem Leben?
Lasse die Fragen in Ruhe auf dich wirken.
Nimm wahr, ob das Lichtwesen eine Botschaft für dich hat. Wenn du möchtest, notiere sie.
Nimm dir Zeit.
Falls du eine Frau bist, tritt die aufgestiegene Meisterin Maria, der Archetyp der Mutter, auch heute auf dich zu. Falls du ein Mann bist, der aufgestiegene Meister Kuthumi. Sie bzw. er legt dir die Hände auf die Schultern und lässt sanfte, liebevolle Energie in dich einfließen.
Du siehst, dass Maria bzw. Kuthumi eine aquamarinfarbene Perle in der Hand hält. Sie bzw. er nimmt die Kordel, die du noch um deinen Hals trägst, und fädelt die Perle neben die

saphirblaue Perle auf. Sie wird dich durch den heutigen Tag und durch die Nacht begleiten und dich mit Klarheit und Unterscheidungsvermögen erfüllen.
Bedanke dich bei Maria oder Kuthumi und allen Lichtwesen, denen du heute begegnet bist, und kehre langsam mit deiner Aufmerksamkeit wieder ins Hier und Jetzt zurück, in den Raum, in dem du dich befindest, und öffne in deiner Zeit wieder deine Augen.

Meditation: Tag 3, goldgelber Strahl

In dieser Meditation verbindet man sich mit dem goldgelben Strahl, der Weisheit, Erleuchtung und Freude vermittelt. Reflexionsfragen dienen der Beschäftigung mit diesen Themen.

Nimm ein paar tiefe Atemzüge, komme ganz in dir an.
Immer mehr in deine Mitte, in deine Kraft. Spüre, wie dein Atem dir dabei hilft, deinen Körper voll und ganz wahrzunehmen. Entspanne ganz bewusst deine Füße, deine Beine, dein Becken, deinen Unterleib, deinen Rücken, deinen Oberkörper, deine Schultern, Arme, Hände, deinen Nacken, dein Gesicht, deinen Kopf, nimm dich voll und ganz wahr, sei präsent.
In diesem Moment, im Hier und Jetzt.
Stelle dir nun vor, dass du dich wieder auf der grünen, saftigen Blumenwiese befindest, die du bereits kennst.
Du entdeckst wieder die dreizehn Meditationskissen. Das blaue und das aquamarinfarbene Kissen sind unbesetzt, auf den anderen Kissen haben wieder die Wesen Platz genommen, die du bereits kennst.

Spüre die Energie, die von der Gruppe der Wesen ausgeht.
Heute lädt dich das Lichtwesen ein, das auf dem goldgelben Kissen Platz genommen hat, mit ihm in Verbindung zu treten.
Nimm das Wesen wahr. Handelt es sich um einen Engel, einen Meister oder eine Meisterin, ein Naturwesen, ein Tier?
Das Wesen erhebt sich und lädt dich ein, auf dem goldgelben Meditationskissen Platz zu nehmen. Du bemerkst, dass von oben eine Lichtsäule aus goldgelbem, sanftem Licht auf dich herabstrahlt. Genieße die Energie des goldgelben Strahls eine Zeit lang. Erleuchtung, Weisheit und Freude strömen in dich ein.
Während du die Energie genießt, stellt das Wesen dir einige Fragen. Lasse die Antworten wie von selbst in deinem Geiste entstehen. Falls du keine Antwort weißt, vertraue darauf, dass das Lichtwesen dich dabei unterstützen wird, sie zu finden.
Hast du das Gefühl, genügend über Schwangerschaft, Empfängnis, Zeugung und Kinder zu wissen, um Mutter bzw. Vater zu werden?
Fühlst du dich mit deiner Weisheit und deinem Seelenwissen verbunden?
Was würdest du deinem Kind gerne mit auf seinen Lebensweg geben?
Was würdest du ihm gerne vorleben?
Lasse die Fragen in Ruhe auf dich wirken.
Nimm wahr, ob das Lichtwesen eine Botschaft für dich hat. Wenn du möchtest, notiere sie.
Nimm dir Zeit.
Falls du eine Frau bist, tritt die aufgestiegene Meisterin Maria, der Archetyp der Mutter, auch heute auf dich zu. Falls du ein

Mann bist, der aufgestiegene Meister Kuthumi. Sie bzw. er legt dir die Hände auf die Schultern und lässt sanfte, liebevolle Energie in dich einfließen.
Du siehst, dass Maria bzw. Kuthumi eine goldgelbe Perle in der Hand hält. Sie bzw. er nimmt die Kordel, die du noch um deinen Hals trägst, und fädelt die Perle neben die saphirblaue und die aquamarinfarbene Perle auf. Sie wird dich durch den heutigen Tag und durch die Nacht begleiten und dich mit Weisheit und Freude erfüllen.
Bedanke dich bei Maria oder Kuthumi und allen Lichtwesen, denen du heute begegnet bist, und kehre langsam mit deiner Aufmerksamkeit wieder ins Hier und Jetzt zurück, in den Raum, in dem du dich befindest, und öffne in deiner Zeit wieder deine Augen.

Meditation: Tag 4, grüner Strahl

In dieser Meditation verbindet man sich mit dem grünen Strahl, der Wahrheit, Heilung und Liebe zu Mutter Erde vermittelt. Reflexionsfragen dienen der Beschäftigung mit diesen Themen.

Nimm ein paar tiefe Atemzüge, komme ganz in dir an.
Immer mehr in deine Mitte, in deine Kraft. Spüre, wie dein Atem dir dabei hilft, deinen Körper voll und ganz wahrzunehmen. Entspanne ganz bewusst deine Füße, deine Beine, dein Becken, deinen Unterleib, deinen Rücken, deinen Oberkörper, deine Schultern, Arme, Hände, deinen Nacken, dein Gesicht, deinen Kopf, nimm dich voll und ganz wahr, sei präsent.
In diesem Moment, im Hier und Jetzt.

Stelle dir nun vor, dass du dich wieder auf der grünen, saftigen Blumenwiese befindest, die du bereits kennst.
Du entdeckst wieder die dreizehn Meditationskissen. Das blaue, das aquamarinfarbene und das goldgelbe Kissen sind unbesetzt, auf den anderen Kissen haben wieder die Wesen Platz genommen, die du bereits kennst.
Spüre die Energie, die von der Gruppe der Wesen ausgeht.
Heute lädt dich das Lichtwesen ein, das auf dem grünen Kissen Platz genommen hat, mit ihm in Verbindung zu treten. Nimm das Wesen wahr. Handelt es sich um einen Engel, einen Meister oder eine Meisterin, ein Naturwesen, ein Tier?
Das Wesen erhebt sich und lädt dich ein, auf dem grünen Meditationskissen Platz zu nehmen. Du bemerkst, dass von oben eine Lichtsäule aus smaragdgrünem, sanftem Licht auf dich herabstrahlt.
Genieße die Energie des grünen Strahls eine Zeit lang. Heilungsenergie, die Energie der Wahrheit und die Liebe zu Mutter Erde strömen in dich ein.
Während du die Energie genießt, stellt das Wesen dir einige Fragen. Lasse die Antworten wie von selbst in deinem Geiste entstehen. Falls du keine Antwort weißt, vertraue darauf, dass das Lichtwesen dich dabei unterstützen wird, sie zu finden.
Welche Themen gibt es in dir noch zu heilen, bevor du ein Kind empfangen bzw. zeugen möchtest?
Welche Körperteile oder Organe benötigen jetzt Heilungsenergie?
Wie wahrhaftig ist dein Kinderwunsch? Stammt er aus deinem Herzen oder aus deinem Kopf?
Wo bist du nicht ehrlich zu dir selbst? Wo belügst du dich?

Wie sehr liebst du Mutter Erde? Wie gehst du damit um, dass so viel Disharmonie auf der Erde herrscht? Was möchtest du deinem Kind diesbezüglich vorleben?
Lasse die Fragen in Ruhe auf dich wirken.
Nimm wahr, ob das Lichtwesen eine Botschaft für dich hat. Wenn du möchtest, notiere sie.
Nimm dir Zeit.
Falls du eine Frau bist, tritt die aufgestiegene Meisterin Maria, der Archetyp der Mutter, auch heute auf dich zu. Falls du ein Mann bist, der aufgestiegene Meister Kuthumi. Sie bzw. er legt dir die Hände auf die Schultern und lässt sanfte, liebevolle Energie in dich einfließen.
Du siehst, dass Maria bzw. Kuthumi eine smaragdgrüne Perle in der Hand hält. Sie bzw. er nimmt die Kordel, die du noch um deinen Hals trägst, und fädelt die Perle neben die saphirblaue, die aquamarinfarbe und die goldgelbe Perle auf. Sie wird dich durch den heutigen Tag und durch die Nacht begleiten und dich mit Heilungsenergie, Wahrheit und der Liebe zu Mutter Erde erfüllen.
Bedanke dich bei Maria oder Kuthumi und allen Lichtwesen, denen du heute begegnet bist, und kehre langsam mit deiner Aufmerksamkeit wieder ins Hier und Jetzt zurück, in den Raum, in dem du dich befindest, und öffne in deiner Zeit wieder deine Augen.

Meditation: Tag 5, rosa Strahl

In dieser Meditation verbindet man sich mit dem rosafarbenen Strahl, der bedingungslose Liebe, Freiheit, Toleranz und Selbstliebe vermittelt. Reflexionsfragen dienen der Beschäftigung mit diesen Themen.

Nimm ein paar tiefe Atemzüge, komme ganz in dir an.
Immer mehr in deine Mitte, in deine Kraft. Spüre, wie dein Atem dir dabei hilft, deinen Körper voll und ganz wahrzunehmen. Entspanne ganz bewusst deine Füße, deine Beine, dein Becken, deinen Unterleib, deinen Rücken, deinen Oberkörper, deine Schultern, Arme, Hände, deinen Nacken, dein Gesicht, deinen Kopf, nimm dich voll und ganz wahr, sei präsent.
In diesem Moment, im Hier und Jetzt.
Stelle dir nun vor, dass du dich wieder auf der grünen, saftigen Blumenwiese befindest, die du bereits kennst.
Du entdeckst wieder die dreizehn Meditationskissen. Vier Kissen sind unbesetzt, auf den anderen Kissen haben wieder die Wesen Platz genommen, die du bereits kennst.
Spüre die Energie, die von der Gruppe der Wesen ausgeht.
Heute lädt dich das Lichtwesen ein, das auf dem rosafarbenen Kissen Platz genommen hat, mit ihm in Verbindung zu treten.
Nimm das Wesen wahr. Handelt es sich um einen Engel, einen Meister oder eine Meisterin, ein Naturwesen, ein Tier?
Das Wesen erhebt sich und lädt dich ein, auf dem rosafarbenen Meditationskissen Platz zu nehmen. Du bemerkst, dass von oben eine Lichtsäule aus rosafarbenem, sanftem Licht auf dich herabstrahlt.

Genieße die Energie des rosafarbenen Strahls eine Zeit lang. Bedingungslose Liebe, Freiheit, Selbstliebe und Heilungsenergie für dein Inneres Kind strömen in dich ein.
Während du die Energie genießt, stellt das Wesen dir einige Fragen. Lasse die Antworten wie von selbst in deinem Geiste entstehen. Falls du keine Antwort weißt, vertraue darauf, dass das Lichtwesen dich dabei unterstützen wird, sie zu finden.
Liebst du dich selbst bedingungslos? Was an dir lehnst du ab? Was magst du besonders?
Fühlst du dich imstande, dein Kind bedingungslos zu lieben?
Ist dein Herz verletzt? Wodurch oder durch wen? Welche Verletzungen deines Herzens brauchen jetzt deine Aufmerksamkeit?
Ist es dein Herzenswunsch, Mutter bzw. Vater zu werden?
Falls du eine Frau bist: Was empfindest du dem zukünftigen Vaters deines Kindes gegenüber?
Falls du ein Mann bist: Was empfindest du der zukünftigen Mutter deines Kindes gegenüber?
Wie geht es deinem Inneren Kind mit dem Gedanken, dass du Mutter bzw. Vater wirst?
Welche Fehler, die deine Eltern deiner Meinung nach gemacht haben, möchtest du bei deinem Kind auf keinen Fall wiederholen?
Lasse die Fragen in Ruhe auf dich wirken.
Nimm wahr, ob das Lichtwesen eine Botschaft für dich hat. Wenn du möchtest, notiere sie.
Nimm dir Zeit.
Falls du eine Frau bist, tritt die aufgestiegene Meisterin Maria, der Archetyp der Mutter, auch heute auf dich zu. Falls du ein

Mann bist, der aufgestiegene Meister Kuthumi. Sie bzw. er legt dir die Hände auf die Schultern und lässt sanfte, liebevolle Energie in dich einfließen.
Du siehst, dass Maria bzw. Kuthumi eine rosafarbene Perle in der Hand hält. Sie bzw. er nimmt die Kordel, die du noch um deinen Hals trägst, und fädelt die Perle neben die anderen Perlen auf. Sie wird dich durch den heutigen Tag und durch die Nacht begleiten und dich mit bedingungsloser Liebe und Heilungsenergie für dein Inneres Kind erfüllen.
Bedanke dich bei Maria oder Kuthumi und allen Lichtwesen, denen du heute begegnet bist, und kehre langsam mit deiner Aufmerksamkeit wieder ins Hier und Jetzt zurück, in den Raum, in dem du dich befindest, und öffne in deiner Zeit wieder deine Augen.

Meditation: Tag 6, magentafarbener Strahl

In dieser Meditation verbindet man sich mit dem magentafarbenen (pinkfarbenen) Strahl, der Harmonie und Ausgewogenheit zwischen Yin und Yang, also der weiblichen und männlichen Energie, vermittelt. Reflexionsfragen dienen der Beschäftigung mit diesen Themen.

Nimm ein paar tiefe Atemzüge, komme ganz in dir an.
Immer mehr in deine Mitte, in deine Kraft. Spüre, wie dein Atem dir dabei hilft, deinen Körper voll und ganz wahrzunehmen. Entspanne ganz bewusst deine Füße, deine Beine, dein Becken, deinen Unterleib, deinen Rücken, deinen Oberkörper, deine Schultern, Arme, Hände, deinen Nacken, dein Gesicht,

deinen Kopf, nimm dich voll und ganz wahr, sei präsent.
In diesem Moment, im Hier und Jetzt.
Stelle dir nun vor, dass du dich wieder auf der grünen, saftigen Blumenwiese befindest, die du bereits kennst.
Du entdeckst wieder die dreizehn Meditationskissen. Fünf Kissen sind unbesetzt, auf den anderen Kissen haben wieder die Wesen Platz genommen, die du bereits kennst.
Spüre die Energie, die von der Gruppe der Wesen ausgeht.
Heute lädt dich das Lichtwesen ein, das auf dem magentafarbenen Kissen Platz genommen hat, mit ihm in Verbindung zu treten. Nimm das Wesen wahr. Handelt es sich um einen Engel, einen Meister oder eine Meisterin, ein Naturwesen, ein Tier?
Das Wesen erhebt sich und lädt dich ein, auf dem magentafarbenen Meditationskissen Platz zu nehmen. Du bemerkst, dass von oben eine Lichtsäule aus magentafarbenem, sanftem Licht auf dich herabstrahlt.
Genieße die Energie des magentafarbenen Strahls eine Zeit lang. Er harmonisiert dein Yin-Yang-Gleichgewicht und erfüllt dich mit Kraft und Stärke.
Während du die Energie genießt, stellt das Wesen dir einige Fragen. Lasse die Antworten wie von selbst in deinem Geiste entstehen. Falls du keine Antwort weißt, vertraue darauf, dass das Lichtwesen dich dabei unterstützen wird, sie zu finden.
Wie ist deine Beziehung zu deinem Inneren Mann, also deinen inneren männlichen Anteilen?
Welche Vorurteile hast du Frauen und Männern gegenüber?
Falls du eine Frau bist: Vertraust du dem zukünftigen Vater deines Kindes in Bezug auf euer gemeinsames Kind?

Falls du ein Mann bist: Vertraust du dir selbst in Bezug auf euer gemeinsames Kind?
Wie ist die Beziehung zu deinem eigenen Vater?
Welche Ängste hast du, dass sich Fehler, die dein eigener Vater deiner Meinung nach gemacht hat, bei deinem Kind wiederholen?
Lasse die Fragen in Ruhe auf dich wirken.
Nimm wahr, ob das Lichtwesen eine Botschaft für dich hat. Wenn du möchtest, notiere sie.
Nimm dir Zeit.
Falls du eine Frau bist, tritt die aufgestiegene Meisterin Maria, der Archetyp der Mutter, auch heute auf dich zu. Falls du ein Mann bist, der aufgestiegene Meister Kuthumi. Sie bzw. er legt dir die Hände auf die Schultern und lässt sanfte, liebevolle Energie in dich einfließen.
Du siehst, dass Maria bzw. Kuthumi eine magentafarbene Perle in der Hand hält. Sie bzw. er nimmt die Kordel, die du noch um deinen Hals trägst, und fädelt die Perle neben die anderen Perlen auf. Sie wird dich durch den heutigen Tag und durch die Nacht begleiten, und dein Yin-Yang-Gleichgewicht herstellen und dich mit Kraft und Stärke erfüllen.
Bedanke dich bei Maria oder Kuthumi und allen Lichtwesen, denen du heute begegnet bist, und kehre langsam mit deiner Aufmerksamkeit wieder ins Hier und Jetzt zurück, in den Raum, in dem du dich befindest, und öffne in deiner Zeit wieder deine Augen.

Meditation: Tag 7, goldener Strahl

In dieser Meditation verbindet man sich mit dem goldenen Strahl, der Fülle, Reichtum und Geborgenheit vermittelt. Reflexionsfragen dienen der Beschäftigung mit diesen Themen.

Nimm ein paar tiefe Atemzüge, komme ganz in dir an.
Immer mehr in deine Mitte, in deine Kraft. Spüre, wie dein Atem dir dabei hilft, deinen Körper voll und ganz wahrzunehmen. Entspanne ganz bewusst deine Füße, deine Beine, dein Becken, deinen Unterleib, deinen Rücken, deinen Oberkörper, deine Schultern, Arme, Hände, deinen Nacken, dein Gesicht, deinen Kopf, nimm dich voll und ganz wahr, sei präsent.
In diesem Moment, im Hier und Jetzt.
Stelle dir nun vor, dass du dich wieder auf der grünen, saftigen Blumenwiese befindest, die du bereits kennst.
Du entdeckst wieder die dreizehn Meditationskissen. Sechs Kissen sind unbesetzt, auf den anderen Kissen haben wieder die Wesen Platz genommen, die du bereits kennst.
Spüre die Energie, die von der Gruppe der Wesen ausgeht.
Heute lädt dich das Lichtwesen ein, das auf dem goldenen Kissen Platz genommen hat, mit ihm in Verbindung zu treten.
Nimm das Wesen wahr. Handelt es sich um einen Engel, einen Meister oder eine Meisterin, ein Naturwesen, ein Tier?
Das Wesen erhebt sich und lädt dich ein, auf dem goldenen Meditationskissen Platz zu nehmen. Du bemerkst, dass von oben eine Lichtsäule aus goldenem, sanftem Licht auf dich herabstrahlt.
Genieße die Energie des goldenen Strahls eine Zeit lang. Fülle

und Geborgenheit strömen in dich ein.
Während du die Energie genießt, stellt das Wesen dir einige Fragen. Lasse die Antworten wie von selbst in deinem Geiste entstehen. Falls du keine Antwort weißt, vertraue darauf, dass das Lichtwesen dich dabei unterstützen wird, sie zu finden.
Gibst du häufig mehr, als du zurückbekommst? Wie geht es dir damit?
Kannst du darauf vertrauen, dass für dein Kind immer genügend Zeit und Geld vorhanden sein werden?
Welche finanziellen Sorgen plagen dich?
Fehlte es dir als Kind manchmal an Geborgenheit? Hast du Angst, dass es deinem Kind an Geborgenheit fehlen könnte?
Wo wird dein Kind wohnen? Gibt es bereits ein eigenes Zimmer, das für dein Kind bestimmt ist? Wie wirst du es einrichten?
Lasse die Fragen in Ruhe auf dich wirken.
Nimm wahr, ob das Lichtwesen eine Botschaft für dich hat. Wenn du möchtest, notiere sie.
Nimm dir Zeit.
Falls du eine Frau bist, tritt die aufgestiegene Meisterin Maria, der Archetyp der Mutter, auch heute auf dich zu. Falls du ein Mann bist, der aufgestiegene Meister Kuthumi. Sie bzw. er legt dir die Hände auf die Schultern und lässt sanfte, liebevolle Energie in dich einfließen.
Du siehst, dass Maria bzw. Kuthumi eine goldene Perle in der Hand hält. Sie bzw. er nimmt die Kordel, die du noch um deinen Hals trägst, und fädelt die Perle neben die anderen Perlen auf. Sie wird dich durch den heutigen Tag und durch die Nacht begleiten und dich mit Geborgenheit erfüllen.

Bedanke dich bei Maria oder Kuthumi und allen Lichtwesen, denen du heute begegnet bist, und kehre langsam mit deiner Aufmerksamkeit wieder ins Hier und Jetzt zurück, in den Raum, in dem du dich befindest, und öffne in deiner Zeit wieder deine Augen.

Meditation: Tag 8, pfirsichfarbener Strahl

In dieser Meditation verbindet man sich mit dem pfirsichfarbenen (hellorangen) Strahl, der Lebensfreude vermittelt und Menschen mit dem eigenen Seelenauftrag und der Seelenfamilie verbindet. Reflexionsfragen dienen der Beschäftigung mit diesen Themen.

Nimm ein paar tiefe Atemzüge, komme ganz in dir an.
Immer mehr in deine Mitte, in deine Kraft. Spüre, wie dein Atem dir dabei hilft, deinen Körper voll und ganz wahrzunehmen. Entspanne ganz bewusst deine Füße, deine Beine, dein Becken, deinen Unterleib, deinen Rücken, deinen Oberkörper, deine Schultern, Arme, Hände, deinen Nacken, dein Gesicht, deinen Kopf, nimm dich voll und ganz wahr, sei präsent.
In diesem Moment, im Hier und Jetzt.
Stelle dir nun vor, dass du dich wieder auf der grünen, saftigen Blumenwiese befindest, die du bereits kennst.
Du entdeckst wieder die dreizehn Meditationskissen. Sieben Kissen sind unbesetzt, auf den anderen Kissen haben wieder die Wesen Platz genommen, die du bereits kennst.
Spüre die Energie, die von der Gruppe der Wesen ausgeht.
Heute lädt dich das Lichtwesen ein, das auf dem pfirsichfarbenen Kissen Platz genommen hat, mit ihm in Verbindung zu

treten. Nimm das Wesen wahr. Handelt es sich um einen Engel, einen Meister oder eine Meisterin, ein Naturwesen, ein Tier? Das Wesen erhebt sich und lädt dich ein, auf dem pfirsichfarbenen Meditationskissen Platz zu nehmen. Du bemerkst, dass von oben eine Lichtsäule aus pfirsichfarbenem, sanftem Licht auf dich herabstrahlt.

Genieße die Energie des pfirsichfarbenen Strahls eine Zeit lang. Lebensfreude, die Energie deines Seelenauftrags und die Liebe deiner Seelenfamilie strömen in dich ein.

Während du die Energie genießt, stellt das Wesen dir einige Fragen. Lasse die Antworten wie von selbst in deinem Geiste entstehen. Falls du keine Antwort weißt, vertraue darauf, dass das Lichtwesen dich dabei unterstützen wird, sie zu finden.

Ist es Teil deines Seelenauftrags in dieser Inkarnation, Mutter bzw. Vater zu werden?

Wie wird dein Kind dich bei deinem Seelenauftrag unterstützen?

Wie viel Raum hat die Lebensfreude in deinem Leben? Erhoffst du dir, durch dein Kind mehr Lebensfreude in dein Leben zu holen?

Was blockiert deine Lebensfreude?

Wer blockiert deine Lebensfreude?

Warum lässt du dir deine Lebensfreude blockieren?

Kannst du die Liebe deiner Seelenfamilie spüren? Hast du den Eindruck, mit deiner Seelenfamilie verbunden zu sein?

Lasse die Fragen in Ruhe auf dich wirken.

Nimm wahr, ob das Lichtwesen eine Botschaft für dich hat. Wenn du möchtest, notiere sie.

Nimm dir Zeit.

Falls du eine Frau bist, tritt die aufgestiegene Meisterin Maria, der Archetyp der Mutter, auch heute auf dich zu. Falls du ein Mann bist, der aufgestiegene Meister Kuthumi. Sie bzw. er legt dir die Hände auf die Schultern und lässt sanfte, liebevolle Energie in dich einfließen.
Du siehst, dass Maria bzw. Kuthumi eine pfirsichfarbene Perle in der Hand hält. Sie bzw. er nimmt die Kordel, die du noch um deinen Hals trägst, und fädelt die Perle neben die anderen Perlen auf. Sie wird dich durch den heutigen Tag und durch die Nacht begleiten und dich mit Lebensfreude und der Liebe deiner Seelenfamilie erfüllen.
Bedanke dich bei Maria oder Kuthumi und allen Lichtwesen, denen du heute begegnet bist, und kehre langsam mit deiner Aufmerksamkeit wieder ins Hier und Jetzt zurück, in den Raum, in dem du dich befindest, und öffne in deiner Zeit wieder deine Augen.

Meditation: Tag 9, weißer Strahl

In dieser Meditation verbindet man sich mit dem weißen Strahl, der stark reinigend und klärend wirkt und dabei hilft, inkarnationsbereite Seelen zu sich einzuladen. Reflexionsfragen dienen der Beschäftigung mit diesen Themen.

Nimm ein paar tiefe Atemzüge, komme ganz in dir an.
Immer mehr in deine Mitte, in deine Kraft. Spüre, wie dein Atem dir dabei hilft, deinen Körper voll und ganz wahrzunehmen. Entspanne ganz bewusst deine Füße, deine Beine, dein Becken, deinen Unterleib, deinen Rücken, deinen Oberkörper,

deine Schultern, Arme, Hände, deinen Nacken, dein Gesicht, deinen Kopf, nimm dich voll und ganz wahr, sei präsent.
In diesem Moment, im Hier und Jetzt.
Stelle dir nun vor, dass du dich wieder auf der grünen, saftigen Blumenwiese befindest, die du bereits kennst.
Du entdeckst wieder die dreizehn Meditationskissen. Acht Kissen sind unbesetzt, auf den anderen Kissen haben wieder die Wesen Platz genommen, die du bereits kennst.
Spüre die Energie, die von der Gruppe der Wesen ausgeht.
Heute lädt dich das Lichtwesen ein, das auf dem weißen Kissen Platz genommen hat, mit ihm in Verbindung zu treten. Nimm das Wesen wahr. Handelt es sich um einen Engel, einen Meister oder eine Meisterin, ein Naturwesen, ein Tier?
Das Wesen erhebt sich und lädt dich ein, auf dem weißen Meditationskissen Platz zu nehmen. Du bemerkst, dass von oben eine Lichtsäule aus weißem, sanftem Licht auf dich herabstrahlt.
Genieße die Energie des weißen Strahls eine Zeit lang. Reinigende, klärende Energie strömt in dich ein. Der weiße Strahl hilft dir, inkarnationsbereite Seelen einzuladen sowie Schwüre, Flüche und Gelübde aufzulösen. Der weiße Strahl unterstützt dich auch darin, alles loszulassen, was dir jetzt im Weg steht. Er hilft dir auch, deinen Kinderwunsch selbst loszulassen, allen Druck, den du dir machst, damit dein Wunsch sich in Frieden und mit Leichtigkeit erfüllen kann.
Während du die Energie genießt, stellt das Wesen dir einige Fragen. Lasse die Antworten wie von selbst in deinem Geiste entstehen. Falls du keine Antwort weißt, vertraue darauf, dass das Lichtwesen dich dabei unterstützen wird, sie zu finden.

Welche unklaren bzw. ungeklärten Situationen gibt es in deinem Leben?
Welche unklaren bzw. ungeklärten Beziehungen (aller Art) gibt es in deinem Leben?
Welche Schattenanteile von dir möchtest du dir nicht ansehen?
Bist du auf allen Ebenen bereit, eine inkarnationsbereite Seele zu dir einzuladen? Wo nimmst du noch Blockaden wahr?
Welche Flüche, Schwüre und Gelübde könnten deinem Kinderwunsch noch im Wege stehen?
Lasse die Fragen in Ruhe auf dich wirken.
Nimm wahr, ob das Lichtwesen eine Botschaft für dich hat. Wenn du möchtest, notiere sie.
Nimm dir Zeit.
Falls du eine Frau bist, tritt die aufgestiegene Meisterin Maria, der Archetyp der Mutter, auch heute auf dich zu. Falls du ein Mann bist, der aufgestiegene Meister Kuthumi. Sie bzw. er legt dir die Hände auf die Schultern und lässt sanfte, liebevolle Energie in dich einfließen.
Du siehst, dass Maria bzw. Kuthumi eine weiße Perle in der Hand hält. Sie bzw. er nimmt die Kordel, die du noch um deinen Hals trägst, und fädelt die Perle neben die anderen Perlen auf. Sie wird dich durch den heutigen Tag und durch die Nacht begleiten und dich mit reinigender, klärender Energie erfüllen.
Bedanke dich bei Maria oder Kuthumi und allen Lichtwesen, denen du heute begegnet bist, und kehre langsam mit deiner Aufmerksamkeit wieder ins Hier und Jetzt zurück, in den Raum, in dem du dich befindest, und öffne in deiner Zeit wieder deine Augen.

Meditation: Tag 10, opalfarbener Strahl

In dieser Meditation verbindet man sich mit dem opalfarbenen Strahl, der perlmuttartig schillert und die Energie der Karmafreiheit vermittelt. Reflexionsfragen dienen der Beschäftigung mit diesem Thema.

Nimm ein paar tiefe Atemzüge, komme ganz in dir an.
Immer mehr in deine Mitte, in deine Kraft. Spüre, wie dein Atem dir dabei hilft, deinen Körper voll und ganz wahrzunehmen. Entspanne ganz bewusst deine Füße, deine Beine, dein Becken, deinen Unterleib, deinen Rücken, deinen Oberkörper, deine Schultern, Arme, Hände, deinen Nacken, dein Gesicht, deinen Kopf, nimm dich voll und ganz wahr, sei präsent.
In diesem Moment, im Hier und Jetzt.
Stelle dir nun vor, dass du dich wieder auf der grünen, saftigen Blumenwiese befindest, die du bereits kennst.
Du entdeckst wieder die dreizehn Meditationskissen. Neun Kissen sind unbesetzt, auf den anderen Kissen haben wieder die Wesen Platz genommen, die du bereits kennst.
Spüre die Energie, die von der Gruppe der Wesen ausgeht.
Heute lädt dich das Lichtwesen ein, das auf dem opalfarbenen Kissen Platz genommen hat, mit ihm in Verbindung zu treten.
Nimm das Wesen wahr. Handelt es sich um einen Engel, einen Meister oder eine Meisterin, ein Naturwesen, ein Tier?
Das Wesen erhebt sich und lädt dich ein, auf dem opalfarbenen Meditationskissen Platz zu nehmen. Du bemerkst, dass von oben eine Lichtsäule aus opalfarbenem, sanftem Licht auf dich herabstrahlt.

Genieße die Energie des opalfarbenen Strahls eine Zeit lang. Die Energie der Karmafreiheit strömt in dich ein. Der opalfarbene Strahl hilft dir, aus Täter- und Opferrollen auszusteigen und Tätern zu vergeben.
Während du die Energie genießt, stellt das Wesen dir einige Fragen. Lasse die Antworten wie von selbst in deinem Geiste entstehen. Falls du keine Antwort weißt, vertraue darauf, dass das Lichtwesen dich dabei unterstützen wird, sie zu finden.
Welche verstrickten Beziehungen (aller Art) möchtest du jetzt gerne loslassen?
Mit welchen vergangenen Erfahrungen möchtest du Frieden schließen?
Welche Ängste möchtest du loslassen?
Welche karmischen Ängste, Schuldgefühle oder Verletzungen könnten deinem Kinderwunsch noch im Weg stehen?
Welchen Menschen kannst du (noch) nicht vergeben?
Wem gegenüber siehst du dich als Opfer, wem gegenüber als Täter oder Täterin?
Kannst du das Geschenk der Karmafreiheit annehmen?
Lasse die Fragen in Ruhe auf dich wirken.
Nimm wahr, ob das Lichtwesen eine Botschaft für dich hat. Wenn du möchtest, notiere sie.
Nimm dir Zeit.
Falls du eine Frau bist, tritt die aufgestiegene Meisterin Maria, der Archetyp der Mutter, auch heute auf dich zu. Falls du ein Mann bist, der aufgestiegene Meister Kuthumi. Sie bzw. er legt dir die Hände auf die Schultern und lässt sanfte, liebevolle Energie in dich einfließen.
Du siehst, dass Maria bzw. Kuthumi eine opalfarbene Perle in

der Hand hält. Sie bzw. er nimmt die Kordel, die du noch um deinen Hals trägst, und fädelt die Perle neben die anderen Perlen auf. Sie wird dich durch den heutigen Tag und durch die Nacht begleiten und dich mit der Energie der Karmafreiheit erfüllen.
Bedanke dich bei Maria oder Kuthumi und allen Lichtwesen, denen du heute begegnet bist, und kehre langsam mit deiner Aufmerksamkeit wieder ins Hier und Jetzt zurück, in den Raum, in dem du dich befindest, und öffne in deiner Zeit wieder deine Augen.

Meditation: Tag 11, rubinroter Strahl

In dieser Meditation verbindet man sich mit dem rubinroten Strahl, der Frieden, Harmonie, Weiblichkeit und Erdung vermittelt. Reflexionsfragen dienen der Beschäftigung mit diesen Themen.

Nimm ein paar tiefe Atemzüge, komme ganz in dir an.
Immer mehr in deine Mitte, in deine Kraft. Spüre, wie dein Atem dir dabei hilft, deinen Körper voll und ganz wahrzunehmen. Entspanne ganz bewusst deine Füße, deine Beine, dein Becken, deinen Unterleib, deinen Rücken, deinen Oberkörper, deine Schultern, Arme, Hände, deinen Nacken, dein Gesicht, deinen Kopf, nimm dich voll und ganz wahr, sei präsent.
In diesem Moment, im Hier und Jetzt.
Stelle dir nun vor, dass du dich wieder auf der grünen, saftigen Blumenwiese befindest, die du bereits kennst.
Du entdeckst wieder die dreizehn Meditationskissen. Zehn Kissen sind unbesetzt, auf den letzten drei Kissen haben wie-

der die Wesen Platz genommen, die du bereits kennst.
Spüre die Energie, die von der Gruppe der Wesen ausgeht.
Heute lädt dich das Lichtwesen ein, das auf dem rubinroten Kissen Platz genommen hat, mit ihm in Verbindung zu treten.
Nimm das Wesen wahr. Handelt es sich um einen Engel, einen Meister oder eine Meisterin, ein Naturwesen, ein Tier?
Das Wesen erhebt sich und lädt dich ein, auf dem rubinroten Meditationskissen Platz zu nehmen. Du bemerkst, dass von oben eine Lichtsäule aus rubinrotem, sanftem Licht auf dich herabstrahlt.
Genieße die Energie des rubinroten Strahls eine Zeit lang. Die Energie der Weiblichkeit strömt in dich ein. Der rubinrote Strahl hilft dir, dich zu erden, schenkt dir Lebenskraft, hilft dir bei energetischer Beziehungsarbeit und unterstützt insbesondere deine Innere Frau, also deine inneren weiblichen Anteile.
Während du die Energie genießt, stellt das Wesen dir einige Fragen. Lasse die Antworten wie von selbst in deinem Geiste entstehen. Falls du keine Antwort weißt, vertraue darauf, dass das Lichtwesen dich dabei unterstützen wird, sie zu finden.
Wie ist deine Beziehung zu deiner Inneren Frau, also deinen inneren weiblichen Anteilen?
Welche Vorurteile hast du Frauen und Männern gegenüber?
Falls du ein Mann bist: Vertraust du der zukünftigen Mutter deines Kindes in Bezug auf euer gemeinsames Kind?
Falls du eine Frau bist: Vertraust du dir selbst in Bezug auf euer gemeinsames Kind?
Wie ist die Beziehung zu deiner eigenen Mutter?
Welche Ängste hast du, dass sich Fehler, die deine eigene

Mutter deiner Meinung nach gemacht hat, bei deinem Kind wiederholen?
Falls du eine Frau bist: Wie geht es dir damit, deinen Körper mit einem Kind zu teilen?
Falls du ein Mann bist: Wie geht es dir damit, dass deine Partnerin ihren Körper mit einem Kind teilen wird?
Lasse die Fragen in Ruhe auf dich wirken.
Nimm wahr, ob das Lichtwesen eine Botschaft für dich hat. Wenn du möchtest, notiere sie.
Nimm dir Zeit.
Falls du eine Frau bist, tritt die aufgestiegene Meisterin Maria, der Archetyp der Mutter, auch heute auf dich zu. Falls du ein Mann bist, der aufgestiegene Meister Kuthumi. Sie bzw. er legt dir die Hände auf die Schultern und lässt sanfte, liebevolle Energie in dich einfließen.
Du siehst, dass Maria bzw. Kuthumi eine rubinrote Perle in der Hand hält. Sie bzw. er nimmt die Kordel, die du noch um deinen Hals trägst, und fädelt die Perle neben die anderen Perlen auf. Sie wird dich durch den heutigen Tag und durch die Nacht begleiten und dich mit erdender Energie und Lebenskraft erfüllen.
Bedanke dich bei Maria oder Kuthumi und allen Lichtwesen, denen du heute begegnet bist, und kehre langsam mit deiner Aufmerksamkeit wieder ins Hier und Jetzt zurück, in den Raum, in dem du dich befindest, und öffne in deiner Zeit wieder deine Augen.

Meditation: Tag 12, violetter Strahl

In dieser Meditation verbindet man sich mit dem violetten Strahl, der die Energie der Vergebung, Selbstvergebung und Transformation vermittelt. Reflexionsfragen dienen der Beschäftigung mit diesen Themen.

Nimm ein paar tiefe Atemzüge, komme ganz in dir an.
Immer mehr in deine Mitte, in deine Kraft. Spüre, wie dein Atem dir dabei hilft, deinen Körper voll und ganz wahrzunehmen. Entspanne ganz bewusst deine Füße, deine Beine, dein Becken, deinen Unterleib, deinen Rücken, deinen Oberkörper, deine Schultern, Arme, Hände, deinen Nacken, dein Gesicht, deinen Kopf, nimm dich voll und ganz wahr, sei präsent.
In diesem Moment, im Hier und Jetzt.
Stelle dir nun vor, dass du dich wieder auf der grünen, saftigen Blumenwiese befindest, die du bereits kennst.
Du entdeckst wieder die dreizehn Meditationskissen. Elf Kissen sind unbesetzt, auf den letzten beiden Kissen haben wieder die Wesen Platz genommen, die du bereits kennst.
Spüre die Energie, die von den Wesen ausgeht.
Heute lädt dich das Lichtwesen ein, das auf dem violetten Kissen Platz genommen hat, mit ihm in Verbindung zu treten.
Nimm das Wesen wahr. Handelt es sich um einen Engel, einen Meister oder eine Meisterin, ein Naturwesen, ein Tier?
Das Wesen erhebt sich und lädt dich ein, auf dem violetten Meditationskissen Platz zu nehmen. Du bemerkst, dass von oben eine Lichtsäule aus violettem, sanftem Licht auf dich herabstrahlt.

Genieße die Energie des violetten Strahls eine Zeit lang. Die Energie der Vergebung und Selbstvergebung strömt in dich ein. Der violette Strahl hilft dir bei energetischer Transformationsarbeit mit der violetten Flamme.
Während du die Energie genießt, stellt das Wesen dir einige Fragen. Lasse die Antworten wie von selbst in deinem Geiste entstehen. Falls du keine Antwort weißt, vertraue darauf, dass das Lichtwesen dich dabei unterstützen wird, sie zu finden.
Wem kannst du nicht vergeben?
Welche Verletzungen hat man dir zugefügt, die noch nicht in Frieden in dir sind?
Welche Muster oder Glaubenssätze blockieren dich in deinem Leben?
Kannst du dir selbst für vergangene Entscheidungen vergeben?
Welche Körperteile oder Organe benötigen jetzt die Energie der violetten Flamme, um alte Muster und Blockaden zu transformieren?
Lasse die Fragen in Ruhe auf dich wirken.
Nimm wahr, ob das Lichtwesen eine Botschaft für dich hat. Wenn du möchtest, notiere sie.
Nimm dir Zeit.
Falls du eine Frau bist, tritt die aufgestiegene Meisterin Maria, der Archetyp der Mutter, auch heute auf dich zu. Falls du ein Mann bist, der aufgestiegene Meister Kuthumi. Sie bzw. er legt dir die Hände auf die Schultern und lässt sanfte, liebevolle Energie in dich einfließen.
Du siehst, dass Maria bzw. Kuthumi eine violette Perle in der Hand hält. Sie bzw. er nimmt die Kordel, die du noch um dei-

nen Hals trägst, und fädelt die Perle neben die anderen Perlen auf. Sie wird dich durch den heutigen Tag und durch die Nacht begleiten und dich mit der Energie der Vergebung und Selbstvergebung erfüllen.
Bedanke dich bei Maria oder Kuthumi und allen Lichtwesen, denen du heute begegnet bist, und kehre langsam mit deiner Aufmerksamkeit wieder ins Hier und Jetzt zurück, in den Raum, in dem du dich befindest, und öffne in deiner Zeit wieder deine Augen.

Meditation: Tag 13, regenbogenfarbener Strahl (für Frauen)

In dieser Meditation verbindet man sich mit dem regenbogenfarbenen Strahl, der die Energie der persönlichen Meisterschaft vermittelt. Reflexionsfragen dienen der Beschäftigung mit diesem Thema.

Nimm ein paar tiefe Atemzüge, komme ganz in dir an.
Immer mehr in deine Mitte, in deine Kraft. Spüre, wie dein Atem dir dabei hilft, deinen Körper voll und ganz wahrzunehmen. Entspanne ganz bewusst deine Füße, deine Beine, dein Becken, deinen Unterleib, deinen Rücken, deinen Oberkörper, deine Schultern, Arme, Hände, deinen Nacken, dein Gesicht, deinen Kopf, nimm dich voll und ganz wahr, sei präsent.
In diesem Moment, im Hier und Jetzt.
Stelle dir nun vor, dass du dich wieder auf der grünen, saftigen Blumenwiese befindest, die du bereits kennst.
Du entdeckst wieder die dreizehn Meditationskissen. Ein einziges Kissen, das regenbogenfarbene in der Mitte ist noch

besetzt.
Spüre die Energie, die von dem Wesen in der Mitte ausgeht.
Es handelt sich um dein Höheres Selbst, deinen inneren göttlichen Kern.
Dein Höheres Selbst lädt dich ein, mit ihm in Verbindung zu treten. Nimm es wahr.
Dein Höheres Selbst erhebt sich und lädt dich ein, auf dem regenbogenfarbenen Meditationskissen Platz zu nehmen. Du bemerkst, dass von oben eine Lichtsäule aus regenbogenfarbenem, sanftem Licht auf dich herabstrahlt.
Genieße die Energie des regenbogenfarbenen Strahls eine Zeit lang. Die Energie deines Höheren Selbst, deine Seelenweisheit und das Wissen über deinen Seelenauftrag strömen in dich ein.
Während du die Energie genießt, stellt dein Höheres Selbst dir einige Fragen. Lasse die Antworten wie von selbst in deinem Geiste entstehen. Falls du keine Antwort weißt, vertraue darauf, dass dein Höheres Selbst dich dabei unterstützen wird, sie zu finden.
Was möchtest du in deinem Leben jetzt loslassen oder verändern?
Welche Verhaltensweisen blockieren dich in deinem Leben?
Welche Menschen möchtest du jetzt gerne loslassen?
Welche Dinge möchtest du jetzt gerne loslassen?
Was sind deine Träume und Wünsche, jetzt in diesem Moment?
Bist du bereit dazu, ein Kind zu empfangen?
Lasse die Fragen in Ruhe auf dich wirken.
Nimm wahr, ob dein Höheres Selbst eine Botschaft für dich hat. Wenn du möchtest, notiere sie.

Nimm dir Zeit.
Die aufgestiegene Meisterin Maria, der Archetyp der Mutter, kommt auch heute auf dich zu. Sie legt dir ihre Hände auf die Schultern und lässt ihre sanfte, liebevolle Energie in dich einfließen. Wenn es für dich stimmig ist, berührt sie auch deinen Bauch und lässt ihre liebevolle Energie in deine Gebärmutter und deine Eierstöcke fließen.
Maria hält eine schillernde Perle in der Hand, die ganz anders aussieht als die anderen zwölf Perlen. In der Perle befindet sich deine Eizelle, kurz vor dem Eisprung, in feinstofflicher Form. Schicke ihr Liebe aus deinem Herzen. Sage ihr, dass du bereit bist.
Ein Sprühregen aus funkelndem Licht ergießt sich über die Eizelle, als Zeichen, dass alle Lichtwesen und die göttliche Quelle sie bei der Empfängnis unterstützen.
Maria lässt die Perle mit der feinstofflichen Eizelle mit dir verschmelzen.
Du siehst, dass sie nun auch eine regenbogenfarbene Perle hervorholt. Sie nimmt die Kordel, die du um deinen Hals trägst, und fädelt die regenbogenfarbene Perle neben den anderen zwölf Perlen auf. Alle dreizehn Perlen werden dich durch die nächste Zeit begleiten, bis dein nächster Zyklus beginnt und du wieder bei Tag 1 startest oder du feststellst, dass du schwanger bist.
Bedanke dich bei Maria und deinem Höheren Selbst und kehre langsam mit deiner Aufmerksamkeit wieder ins Hier und Jetzt zurück, in den Raum, in dem du dich befindest, und öffne in deiner Zeit wieder deine Augen.

Meditation: Tag 13, regenbogenfarbener Strahl (für Männer)

In dieser Meditation verbindet man sich mit dem regenbogenfarbenen Strahl, der die Energie der persönlichen Meisterschaft vermittelt. Reflexionsfragen dienen der Beschäftigung mit diesem Thema.

Nimm ein paar tiefe Atemzüge, komme ganz in dir an.
Immer mehr in deine Mitte, in deine Kraft. Spüre, wie dein Atem dir dabei hilft, deinen Körper voll und ganz wahrzunehmen. Entspanne ganz bewusst deine Füße, deine Beine, dein Becken, deinen Unterleib, deinen Rücken, deinen Oberkörper, deine Schultern, Arme, Hände, deinen Nacken, dein Gesicht, deinen Kopf, nimm dich voll und ganz wahr, sei präsent.
In diesem Moment, im Hier und Jetzt.
Stelle dir nun vor, dass du dich wieder auf der grünen, saftigen Blumenwiese befindest, die du bereits kennst.
Du entdeckst wieder die dreizehn Meditationskissen. Ein einziges Kissen, das regenbogenfarbene in der Mitte ist noch besetzt.
Spüre die Energie, die von dem Wesen in der Mitte ausgeht. Es handelt sich um dein Höheres Selbst, deinen inneren göttlichen Kern.
Dein Höheres Selbst lädt dich ein, mit ihm in Verbindung zu treten. Nimm es wahr.
Dein Höheres Selbst erhebt sich und lädt dich ein, auf dem regenbogenfarbenen Meditationskissen Platz zu nehmen. Du bemerkst, dass von oben eine Lichtsäule aus regenbogenfar-

benem, sanftem Licht auf dich herabstrahlt.

Genieße die Energie des regenbogenfarbenen Strahls eine Zeit lang. Die Energie deines Höheren Selbst, deine Seelenweisheit und das Wissen über deinen Seelenauftrag strömen in dich ein.

Während du die Energie genießt, stellt dein Höheres Selbst dir einige Fragen. Lasse die Antworten wie von selbst in deinem Geiste entstehen. Falls du keine Antwort weißt, vertraue darauf, dass dein Höheres Selbst dich dabei unterstützen wird, sie zu finden.

Was möchtest du in deinem Leben jetzt loslassen oder verändern?

Welche Verhaltensweisen blockieren dich in deinem Leben?

Welche Menschen möchtest du jetzt gerne loslassen?

Welche Dinge möchtest du jetzt gerne loslassen?

Was sind deine Träume und Wünsche, jetzt in diesem Moment?

Bist du bereit dazu, ein Kind zu zeugen?

Lasse die Fragen in Ruhe auf dich wirken.

Nimm wahr, ob dein Höheres Selbst eine Botschaft für dich hat. Wenn du möchtest, notiere sie.

Nimm dir Zeit.

Der aufgestiegene Meister Kuthumi, der Archetyp des Vaters, kommt auch heute auf dich zu. Er legt dir seine Hände auf die Schultern und lässt seine sanfte, liebevolle Energie in dich einfließen.

Du siehst, dass er eine regenbogenfarbene Perle in der Hand hält. Er nimmt die Kordel, die du um deinen Hals trägst, und fädelt die regenbogenfarbene Perle neben den anderen zwölf

Perlen auf. Alle dreizehn Perlen werden dich durch die nächste Zeit begleiten, bis der nächste Zyklus beginnt und du wieder bei Tag 1 startest oder du feststellst, dass deine Partnerin schwanger ist.
Bedanke dich bei Kuthumi und deinem Höheren Selbst und kehre langsam mit deiner Aufmerksamkeit wieder ins Hier und Jetzt zurück, in den Raum, in dem du dich befindest, und öffne in deiner Zeit wieder deine Augen.

Die dreizehn Schritte können beim nächsten Zyklusstart (also beim Eintreten der Menstruation) wieder von Neuem begonnen werden. Mit jeder Wiederholung ergeben sich neue Aspekte und man dringt in tiefere Bereiche der eigenen Emotionen, Glaubenssätze und energetischen Blockaden vor.

Fallbeispiel

Johanna wünscht sich seit vielen Jahren ein Kind. Ihr Partner Stefan war lange Zeit aufgrund zahlreicher Auslandsaufenthalte nicht dazu bereit, Vater zu werden. Seitdem sich seine berufliche Situation geändert hat, wird auch in Stefan der Wunsch, Vater zu werden, größer. Als die beiden aufhören, zu verhüten, wird Johanna nicht schwanger. Johanna entscheidet sich dazu, in einer Einzelberatung mit der Seele ihres Kindes Kontakt aufzunehmen und zu erfragen, warum es so lange auf sich warten lässt.
Das Kind teilt seiner zukünftigen Mutter mit, dass es eine Menge Widerstände, Ängste und karmische Blockaden bei den beiden gibt. Und es weist Johanna darauf hin, dass diese Blockaden sich auch körperlich manifestiert haben, vor allem bei Stefan.

Die beiden entschließen sich dazu, medizinische Untersuchungen durchführen zu lassen und es stellt sich heraus, dass Stefans Zeugungsfähigkeit stark herabgesetzt ist. Johanna nimmt erneut Kontakt zu ihrem Kind auf, das ihr rät, zunächst den energetischen Weg einzuschlagen. Die zukünftigen Eltern beginnen die 13-Schritte-Meditationen. Nach dem fünften Durchgang ist Johanna schwanger. Die kleine Bianca kommt neun Monate später zur Welt.
Johanna berichtet, dass der Kontakt zur Seele ihres Kindes entscheidend dazu beigetragen hat, dass sie den starken Kinderwunsch loslassen und darauf vertrauen konnte, dass alles zur rechten Zeit geschieht. Auch während der Schwangerschaft spürt sie einen sehr intensiven Kontakt zu ihrem ungeborenen Kind, der ihr hilft, entspannt zu bleiben.
„Bianca hat ständig wiederholt, dass alles gut ist, ich mir keine Sorgen machen brauche. Das hat mir Kraft gegeben, vor allem als eine leichte Schwangerschaftsvergiftung festgestellt wurde. Es gelang mir, meiner Intuition zu vertrauen und gemeinsam mit meinem Arzt die richtigen Entscheidungen zu treffen", erzählt Johanna einige Wochen nach der Geburt.

Botschaft von Maria zum Thema Zweifel

Geliebte Frau, geliebter Mann,
vor allem, wenn die Kinderwunschzeit sich immer mehr ausdehnt und Zyklus für Zyklus nicht das herbeigesehnte Ergebnis, also die Schwangerschaft, eintritt, kann es sehr heilsam für euch sein, euch mit euren Zweifeln und Ängsten zu beschäftigen.
Auch wenn ihr auf der bewussten Ebene einen großen Wunsch nach

einem Kind habt, gibt es in euch vielleicht leise Stimmen oder Gefühle, denen es ganz recht ist, dass sich keine Schwangerschaft einstellt. Wenn ihr diese Ängste, Gedanken, Gefühle wegdrängt, werden sie stärker. Ihr müsst euch das so vorstellen, als ob es in einer Gruppe von Menschen eine Person gibt, die gegen das Ziel arbeitet. Wenn ihr diese Person einbezieht, mit ihr kommuniziert, sie zu Wort kommen und sie über ihre Ängste und Gedanken sprechen lasst, dann holt ihr sie mit ins Boot. Sperrt ihr diese Person aus, drängt ihr sie weg, dann zieht sie sich an einen Ort zurück, an dem sie Pläne schmiedet, die Mission zu Fall zu bringen. Genau das geschieht mit euren Zweifeln.

Lasst sie zu Wort kommen, indem ihr sie notiert. Ich würde euch ohnehin dazu raten, euch ein Notizbuch anzuschaffen, in dem ihr alles aufschreibt, was in der Zeit vor der Geburt des Kindes passiert. Auch die Botschaften, die ihr in den unterschiedlichen Meditationen übermittelt bekommt.

Wenn ihr Dinge notiert, macht ihr sie grobstofflich. Ihr könnt sie ansehen, hinspüren und nachlesen. Negative Dinge wie Zweifel oder Ängste verlieren durch das Aufschreiben meist ihren Schrecken. Und positive Botschaften verstärken sich durch das Notieren.

Lasst eure Zweifel zu Wort kommen, sprecht über sie. Fragt Menschen, zu denen ihr großes Vertrauen habt, was sie über eure Ängste denken. Verschließt euch euren Ängsten und Zweifeln gegenüber nicht.

ERFÜLLUNG DES KINDERWUNSCHES

Botschaft von Kuthumi zum Thema unerfüllter Kinderwunsch

Geliebte Frau, geliebter Mann,
wenn ein Paar eine Zeit lang versucht, ein Kind zu zeugen, und es immer wieder nicht gelingt, dann führt diese Erfahrung zu sehr großen Prozessen bei Mann und Frau.
Es ist mir sehr wichtig, zu erwähnen, dass ein unerfüllter Kinderwunsch auf seelischer Ebene immer tief gehende Hintergründe hat.
Es geht darum, etwas zu lernen, bei beiden. Die Beziehung braucht Zeit, zu reifen, oder in manchen Fällen ist eine Trennung notwendig.
Es geht um eine Entwicklung der beiden Personen, aber auch eine Entwicklung innerhalb der Beziehung.
Viele Beziehungen zerbrechen an einem unerfüllten Kinderwunsch. In manchen Beziehungen ist es auf seelischer Ebene geplant, dass das Paar kinderlos bleibt. In manchen Fällen sind die beiden biologisch nicht kompatibel, aber bei manchen Paaren ist es so, dass die energetischen Blockaden, die Themen in der feinstofflichen DNA, die Ahnenthemen oder Familienthemen nicht kompatibel sind.
Oder dass keine Seele genau diese Familienkonstellation benötigt, um ein Leben auf der Erde zu starten.
Ihr müsst wissen, dass es nicht immer nur darum geht, ob die beiden Erwachsenen kompatibel sind, die gerne Eltern werden möchten, sondern es braucht immer auch eine Seele, die sich bereit erklärt, mit dieser grobstofflichen und feinstofflichen DNA, mit genau diesen Familienthemen, Ahnenthemen und mit diesen Eltern das Expe-

riment zu starten, auf der Erde zu inkarnieren.
Wenn Paare sich trennen, weil der Kinderwunsch unerfüllt bleibt, ist es manchmal so, dass sich dann kurz danach der Kinderwunsch mit einem anderen Partner erfüllt. Oder es ist notwendig, die DNA von anderen Menschen heranzuziehen. Damit sind wir beim Thema Samen- oder Eizellenspende. Es könnte auch passieren, dass die zukünftige Mutter einen Seitensprung macht und dabei sofort schwanger wird.
All dies sagt überhaupt nichts darüber aus, dass die beiden als Eltern nicht zusammenpassen, sondern es kann sein, dass eine Person dazu bestimmt ist, ihre Familienthemen nicht an biologische Nachkommen weiterzugeben. Es kommt häufig vor, dass Menschen aus eigenem Wunsch kinderlos bleiben und damit energetisch gesehen ihre gesamten Familienthemen allein tragen. Diese Themen verschwinden damit von der Erde, sind beendet, auf grobstofflicher und feinstofflicher Ebene.
Stelle dir beispielsweise vor, dass in einer Familie der Großvater eine sehr schlimme Tat begangen hat, vielleicht viele Menschen verletzt oder ermordet hat, also sehr viel Schuld auf sich geladen hat. Diese Schuldgefühle gibt er feinstofflich an seine Kinder weiter, die sie ebenfalls an ihre Kinder weitergeben. Es besteht nun die Möglichkeit, dass eines der Kinder dieses alte Thema für sich löst und damit nicht mehr an die Nachkommen weitergibt oder aber kinderlos bleibt und dadurch auch keine Weitergabe stattfindet. Es ist fast, als würde man diese Schuldgefühle für immer löschen.
Es ist manchmal etwas sehr Heilsames, wenn sich Menschen nicht fortpflanzen in dem Sinne, dass sie ihre DNA an ihre Kinder weitergeben.
Mir ist es sehr wichtig, zu sagen, dass dieser Mensch oder das Erbgut keineswegs minderwertig ist, sondern dass es einfach sehr komplexe

Gründe geben kann, aus denen zwei Personen keine gemeinsamen Nachkommen haben sollen.
Davon abgesehen löst jeglicher unerfüllter Kinderwunsch meist tief greifende Prozesse aus. Oft taucht ein Gefühl des Mangels oder der Ohnmacht auf, sehr große Verzweiflung. In diesem Fall ist es sehr wichtig, diese Gefühle ernst zu nehmen, sich mit ihnen auseinander zu setzen, sie in der Partnerschaft zu kommunizieren und herauszufinden, was der Lernschritt hinter dem unerfüllten Kinderwunsch ist. Was die Seele dieser Person, die die Gefühle empfindet, lernen möchte.
Entscheidend ist es auch in vielen Fällen, dass manchmal Menschen Kinder bekommen wollen und das Gefühl haben, nur durch die Kinder vollständig zu sein. Dann tritt etwas ein, das immer dann geschieht, wenn sich ein Mensch ganz dringend etwas wünscht: Wenn du dich im Ist-Zustand nicht vollständig fühlst, nicht glücklich bist, dann stößt du durch das Gefühl der Nicht-Vollständigkeit das, von dem du glaubst, es würde dich vollständig machen, von dir weg.
Ein Kind kann dich niemals vollständig machen. Es wichtig, dass du vorher schon vollständig bist, mit dir selbst in Frieden und in Liebe verbunden. Dass du andere Gründe hast, zu leben, dich einzubringen auf der Erde, dass du ein sinnerfülltes Leben führst. Dass du mit dem zufrieden bist, was dir vom Leben geschenkt wurde, dass du einen Reifungsprozess durchläufst, dass du dich kreativ betätigst.
Wenn das Gefühl, ohne ein Kind nicht vollständig zu sein, bei dir einen Nerv treffen sollte, dann kümmere dich bitte darum, dass du dieses Thema löst.
Dass du Vollständigkeit und Glück auch ohne ein Kind empfinden kannst. Und zwar nicht, indem du es dir einredest, sondern indem du es wahrhaftig fühlst. Das nimmt den Druck weg und damit lädst du

das Kind ein. Und wisse, dass es niemals funktioniert, wenn du nur so tust, als ob. Das Gefühl muss wahrhaftig sein.
Die Energie, die es braucht, um ein Kind einzuladen, ist die Energie der Freude, die Energie der Begeisterung, der Lebensfreude. Aber auch eine entspannte, weite und freie Energie.
Ihr als potenzielle Eltern solltet der Kinderseele vermitteln, dass ihr euch freut, wenn sie zu euch kommt. Das Baby muss euch nicht retten oder vervollständigen. Ihr lasst dem Kind die Freiheit.
Diese Energie ist die Energie, die eine Kinderseele einlädt.

Manifestation

Im Gegensatz zur oft durch die Kirche vertretenen Meinung, wir Menschen seien kleine, ohnmächtige Wesen, über die ihr Schicksal, hereinbricht, teilt die geistige Welt uns mit, dass wir mächtige Schöpferwesen sind, die alles, was sie in ihrem Leben erfahren, selbst erzeugen bzw. manifestieren. Auch einen erfüllten oder unerfüllten Kinderwunsch.
Der Begriff „Manifestation" bedeutet, dass etwas, das seinen Ursprung im Geist hat, sichtbar wird, eine physische Gestalt annimmt.
Ein wichtiges spirituelles Gesetz besagt: Alles ist Geist.
Diese Tatsache ermöglicht überhaupt erst das Manifestieren. Sie verleiht unseren Gedanken Schöpferkraft.
Bei allen Meditationen in diesem Buch hat das Manifestieren große Bedeutung. Man visualisiert Licht, das einen reinigt und erfüllt, einen angenehmen Ort, an dem man sich entspannen kann, positive Gefühle und Einstellungen. Je stärker die Manifestationskräfte der Person sind, die diese Zustände visualisiert, desto stärker

machen sich die körperlichen und energetischen Auswirkungen meist bemerkbar.
Auch bei der Umsetzung von Wünschen sind unsere Manifestations-Kräfte gefragt. Wir selbst erzeugen Erfahrungen in unserem Leben und wenn wir angenehme Erfahrungen machen wollen, ist es „nur" notwendig, sie zu manifestieren. Das klingt unglaublich einfach, ist aber in der Praxis häufig schwierig, wenn geistige „Selbstsabotage-Programme", Widerstände oder Zweifel die manifestierten Zustände wieder zerstören.
Die geistige Welt beschreibt es manchmal so, dass wir Menschen ein Zielbild kreieren, das unserem Wunsch entspricht (z. B. das eigene gesunde, glückliche Baby in den Armen zu halten), unsere Zweifel das Bild dann wieder wegschieben, ein Teil in uns dann fürchtet, dass das Kind vielleicht nicht glücklich sein wird oder die Zeugung beim aktuellen Eisprung wieder nicht funktioniert hat. Wir verändern dann das Zielbild sofort und erzeugen damit auch sehr unklare Manifestationen im Außen, beispielsweise einen Zyklus, im dem wieder keine Schwangerschaft eintritt.
So unlogisch es vielleicht klingt: Wir Menschen haben manchmal massive Widerstände gegen die Erfüllung eines lang gehegten Wunsches. Bewusst wünschen wir uns nichts sehnlicher als einen bestimmten Zustand oder einen Umstand und unbewusst arbeitet ein Teil in uns dagegen. Es handelt sich um eine Form der Selbstsabotage.
Es ist wichtig, diese Selbstsabotage-Programme zu erkennen, anzunehmen und herauszufinden, welchen Zweck sie erfüllen sollen. Meist handelt es sich um einen Schutzmechanismus, der sehr früh im Leben angelegt wurde. Wenn wir z. B. als Kind Zurückweisung erlebt haben, dann beschließt vielleicht ein innerer Teil, kein

Kind in die Welt zu setzen, damit das Kind nicht Ähnliches erleben muss.

Vertrauen

Vielen Menschen fällt es sehr schwer, auf sich selbst, andere Menschen und die Botschaften, die sie in den Meditationen erhalten, zu vertrauen. Viele Erlebnisse, in denen Vertrauen missbraucht wurde, sind hier häufig im Weg.
Je mehr man sich selbst, einer göttlichen Ordnung, einem Lichtwesen, dem eigenen Höheren Selbst oder anderen Menschen (z. B. Ärzten) vertrauen kann, desto klarer und stabiler werden meist die geistigen Manifestationen.

Tipp

Je „kindlicher" unsere Einstellung ist, desto einfacher gelingt das Manifestieren. Je mehr wir zweifeln und uns Sorgen machen, desto mehr weicht sich das Zielbild auf und wird durch negative oder unklare Bilder ersetzt.

Meditation: Vertrauen

Diese Meditation hilft dabei, die eigene Lebenssituation von außen zu betrachten und die Unterstützung des Höheren Selbst bei der Bewältigung von Hindernissen anzunehmen.

Nimm ein paar tiefe Atemzüge. Komme ganz in dir an.
Nimm wahr, wie sich dein Körper jetzt anfühlt. Gibt es Stellen, die verspannt sind, sich disharmonisch anfühlen, viel-

leicht sogar schmerzen?
Atme in diese Bereiche deines Körpers. Schenke ihnen Aufmerksamkeit. Lächle ihnen zu. Bedanke dich bei ihnen für die Themen, die sie tragen.
Fühle nun, welche Emotionen in diesem Moment bei dir sind. Fühlst du dich gut? Empfindest du Liebe, Freude, Dankbarkeit, Frieden oder andere angenehme Emotionen?
Welche Gefühle sind bei dir, die sich nicht so positiv anfühlen? Beispielsweise Traurigkeit, Ungeduld, Ärger, Unfrieden, Hass oder andere unangenehme Gefühle?
Atme auch in deine Emotionen. Schenke ihnen Aufmerksamkeit. Lächle ihnen zu, auch den negativen Gefühlen. Bedanke dich bei ihnen für alles, auf das sie dich aufmerksam machen möchten.
Nimm schließlich deine Gedanken wahr. Welche Gedanken sind jetzt bei dir, die dir Kraft schenken, dir Freude bereiten? Und welche Gedanken rauben dir Kraft, machen dich traurig oder wütend? Nimm alle Gedanken wahr, atme in sie hinein, lächle ihnen zu und bedanke dich bei ihnen für alles, auf das sie dich aufmerksam machen möchten.
Vielleicht spürst du nun den Wunsch in dir, einiges zu verändern. Versuche jedoch, zuerst in der Annahme von Allem-was-Ist zu bleiben. Nimm dir Zeit, dich selbst so zu akzeptieren, wie du bist, hier und jetzt, ohne dich für irgendetwas zu tadeln oder zu einer Veränderung zu drängen.
Du nimmst wahr, dass über deinem Kopf eine sehr angenehme, positive Energie erschienen ist. Es handelt sich um dein Höheres Selbst, den Teil deiner Seele, der in der geistigen Ebene geblieben ist, um dich in deinem Leben auf der Erde

zu unterstützen. Es landet neben dir auf der Erde. Nimm dein Höheres Selbst in Ruhe wahr. Vielleicht als Gestalt, vielleicht als eine Wolke aus liebevoller, stärkender Energie.

Dein Höheres Selbst berührt bestimmte Stellen deines Körpers und deiner Aura und lässt seine Energie in dich einfließen. Es hilft dir, dich selbst anzunehmen, mit all deinen Licht- und Schattenseiten. Spüre, wie wunderbar kräftigende, liebevolle Energie in dich einfließt. Sie fließt in deinen Körper, vor allem in jene Körperstellen, die nicht in Harmonie sind. Die Energie deines Höheren Selbst fließt auch in alle Emotionen und Gedanken, vor allem in diejenigen, die dir nicht gut tun, die dich schwächen oder auf deinem Lebensweg blockieren.

Du nimmst wahr, dass sich ein weiteres Wesen aus der Luft nähert. Es handelt sich um einen wunderschönen Pegasus, ein geflügeltes Pferd.

Dein Höheres Selbst möchte dir etwas zeigen und lädt dich ein, auf dem Pegasus Platz zu nehmen. Er erhebt sich in die Lüfte und fliegt mit dir hoch über der Landschaft. Genieße den Flug. Du kannst dich völlig sicher auf dem Rücken dieses hohen Lichtwesens fühlen.

Unter euch erscheint ein Weg. Es handelt sich um deinen Lebensweg. Nimm wahr, wie er verläuft. Gibt es Berge oder Hügel auf dem Weg? Führt er durch unwegsames Gelände, vielleicht ein Moor, einen dichten Wald, über Stock und Stein? Gibt es auch Teile des Weges, die über angenehmen Untergrund, vielleicht eine Wiese oder einen Waldweg führen? Gibt es Nebel auf dem Weg? Lauern Gefahren, die zu meistern sind? Stehen Menschen am Wegesrand, die versuchen, dich von deinem Weg abzubringen? Erkennst du Personen, die dich unterstützen?

Nimm deinen Lebensweg in Ruhe wahr.
Auf einmal entdeckst du eine Person, die den Weg entlanggeht. Vielleicht sieht sie dir ähnlich, womöglich hat sie ein völlig anderes Aussehen. Die Person stellt dich selbst dar.
Nimm wahr, auf welchem Abschnitt des Weges sie sich befindet. Geht es gerade steil bergauf? Steht die Person vor einem Hindernis und kommt nicht weiter? Nimm wahr, wie sich die Situation für dich darstellt.
Was braucht die Person an dieser Stelle ihres Weges? Mut, Kraft, Unterstützung von außen? Vertrauen?
Dein Pegasus landet einige Meter von der Person entfernt. Bleibe auf seinem Rücken sitzen und nimm die Szene von außen wahr.
Dein Höheres Selbst wendet sich dir zu und beginnt nun, zu dir zu sprechen: „Ich, dein Höheres Selbst, lande neben der Person, die dich verkörpert. Ich reiche der Person meine Hand. Kann sie nach ihr greifen? Ich biete der Person meine Hilfe an. Ist es ihr möglich, sie anzunehmen? Ich sage der Person, dass sie mir vertrauen kann, dass ich ihr an jeder Stelle ihres Weges liebend gerne Unterstützung biete. Dass es mein größter Wunsch ist, helfen zu dürfen. Kann die Person vertrauen?
Dein Pegasus bringt dich ein wenig näher an die Szene, sodass du den Aussagen der Person lauschen kannst.
Vielleicht sagt sie, dass sie sich nicht sicher ist, meine Botschaften richtig zu verstehen.
Dass sie Angst hat, ich locke sie in eine Falle, möchte sie vom Weg abbringen.
Möglicherweise glaubt die Person, dass ihr niemand mehr helfen kann, dass sie sich in einer aussichtslosen Situation befindet.

Nimm wahr, was die Person sagt.
Vielleicht hast du das Bedürfnis, der Person zu helfen. Wenn du möchtest, steige von deinem Pegasus und gehe auf sie zu. Möglicherweise erscheint es dir etwas seltsam, dir selbst zu begegnen. Wage diese Begegnung dennoch, sie ist so wichtig. Du selbst kannst immer für dich da sein, auch wenn sich andere abwenden. Du selbst kannst immer für dich eintreten, wenn andere es nicht tun. Du selbst kannst dich immer lieben, auch wenn niemand anderer dies tut.
Aber nur, wenn du für dich selbst da bist. Wenn du dich selbst unterstützt und nicht boykottierst.
Biete der Person deine Hilfe an, umarme sie, wenn sie das braucht, rede ihr gut zu, tröste sie, sprich ihr Mut zu. Und dann greift gemeinsam nach meiner Hand. Vielleicht möchtest du auch mit der Person verschmelzen, deinen eigenen Platz auf deinem Lebensweg einnehmen. Ich lade dich ein, dies jetzt zu tun.
Nimm meine Hand, die Hand deines Höheren Selbst. Lasse mich dich unterstützen. Ich kann dir genau sagen, wie du alle Hindernisse auf deinem Weg mit Leichtigkeit und voller Vertrauen bewältigen kannst. Womöglich fühlt es sich mit meiner Unterstützung gar nicht mehr nach „Bewältigen" an, sondern einfach als Vorwärtsschreiten auf deinem Weg.
Nimm meine Hand und tue mit mir die nächsten Schritte. Falls der Weg sehr steil ist, erinnere dich an deinen Pegasus, der dich mühelos auf alle Berge tragen kann. Wenn du die Richtung oder das Ziel verlierst, begib dich ebenfalls auf deinen Pegasus und sieh dir die nächste Etappe deines Weges an. Wundere dich nicht, wenn der Großteil der Zukunft noch im

Nebel liegt. Es ist besser für dich, wenn du nicht zu viel weißt, um dich ganz auf die Gegenwart konzentrieren zu können.
Wenn du den Mut verlierst, dich müde oder niedergeschlagen fühlst, nimm wieder meine Hand. Ich versorge dich mit meiner Energie, mit der Kraft deines Seelenursprungs. Spüre, wie alles leicht geht, wenn du dich mit dieser Energie verbindest.
Löse dich nun wieder aus der Person auf deinem Lebensweg. Sie bleibt ein Teil von dir, auch wenn du jetzt wieder in deinen Alltag zurückkehrst.
Der Weg, den du jetzt symbolisch wahrgenommen hast, befindet sich in einer anderen Dimension, außerhalb der alltäglichen Welt. Es ist wichtig, dass du nun wieder in dein irdisches Leben zurückkehrst und dort deine Prüfungen bestehst. Diese Prüfungen können in Begegnungen mit anderen Menschen, Entscheidungen oder auch in bestimmten Situationen liegen. Sie sind so wichtig für dich und dein Wachstum.
Sollte dir eines Tages wieder das Vertrauen in mich, dein Höheres Selbst, fehlen, lade ich dich ein, jederzeit wieder mit mir zu deinem Lebensweg zurückzukehren.
Ich bin immer für dich da und reiche dir auch in deinem irdischen Alltag gerne die Hand. Du musst keinen einzigen Schritt ohne meine Begleitung tun. Wahrscheinlich wirst du mich nicht so deutlich wahrnehmen wie in dieser Meditation. Doch ich bin immer an deiner Seite, vergiss das bitte nicht."
Setze dich wieder auf deinen Pegasus. Er bringt dich zurück an den Ort, von dem aus deine Reise gestartet hat.
Verabschiede dich von deinem Höheren Selbst und deinem Pegasus.
Vielleicht hat eines der beiden Wesen noch eine Botschaft für

dich. Nimm sie in Ruhe wahr.
Komme nun langsam mit deiner Aufmerksamkeit wieder in deinen Körper zurück. Spüre deine Arme und Beine, bewege sie, nimm den Raum um dich herum wahr und öffne dann in deiner Zeit wieder deine Augen.

Geduld

Etwas zu manifestieren braucht in den meisten Fällen eine gewisse Zeit. Die Grundvoraussetzung für die Zeugung eines Kindes ist aus spiritueller Sicht ein Energiefeld der Liebe und Freiheit, das es dem Kind ermöglicht, sich den zukünftigen Eltern anzunähern und bei ihnen zu inkarnieren. Die Prozesse, die das Paar davor zu durchleben hat, können sehr tief greifend sein und brauchen manchmal ihre Zeit.

Meditation: Geduld

Die Gedulds-Meditation ist nicht nur für den Kinderwunsch hilfreich, sondern auch beispielsweise für das Ende der Schwangerschaft und für alle anderen Situationen, in denen man etwas herbeisehnt, aber keinen Einfluss darauf hat, wann es sich einstellen wird.
In dieser Meditation wird man von der Energie der Elfen unterstützt, deren Spezialgebiete der Umgang mit Zeit und die Zeitmagie sind.

Nimm ein paar tiefe Atemzüge, komme ganz zu dir.
Entspanne dich.
Nimm deinen Körper wahr, alle Körperzustände, Gefühle und

Gedanken, die jetzt bei dir sind.
Wie geht es dir in diesem Moment?
Bist du in Harmonie mit dir selbst, deinem Leben, den Menschen in deinem Leben?
Bist du in Harmonie mit der Zeit?
Fühlst du Ungeduld in dir? Gibt es Situationen, Ereignisse, Zustände, die du herbeisehnst, deren Eintreten du kaum noch erwarten kannst?
Gibt es andere Situationen oder Ereignisse, bei denen es dir gelingt, geduldig zu warten und womöglich die Zeit des Wartens sogar zu genießen?
Stelle dir vor, dass sich all diese Situationen nun neben dir aufstellen, in Form von kleinen Figuren oder Skulpturen, die symbolisch für die Ereignisse stehen, auf die du im Moment wartest, die du dir wünscht, die aber noch nicht eingetroffen sind.
Nimm wahr, wo sich die Situationen befinden, bei denen du Geduld empfindest. Sind sie eher links, rechts, vorne oder hinten? Über oder unter dir?
Wo befinden sich die Situationen, die du ungeduldig herbeisehnst?
Spüre nun zu der Gruppe von Situationen hin, bei denen du Geduld empfindest. Was lösen diese Situationen in dir aus? Wie geht es dir mit diesen Wünschen oder diesen zukünftigen Ereignissen?
Und nun spüre zur anderen Gruppe hin. Wie geht es dir mit den Situationen, bei denen du Ungeduld empfindest? Welche Emotionen, Körperzustände und Gedanken lösen sie in dir aus?

Nimm alles wahr, ohne etwas verändern zu wollen. Alles, was da ist, hat seine Berechtigung, jeder Gedanke, jedes Gefühl, jeder Körperzustand.
Nimm nun eine Energie wahr, die sich dir nähert. Sanfte, liebevolle Hände legen sich auf deine Schultern und eine sehr feine und dennoch kraftvolle Energie fließt in dich ein. Eine wunderschöne Elfe erscheint bei dir. Zeitlosigkeit, Magie und eine starke, liebevolle Verbindung zur Natur erfüllen dich. Genieße die Energie der Elfe und nimm Kontakt zu ihr auf.
Die Elfe hat eine Botschaft für dich, die sie dir ins Ohr flüstert: „Geliebter Mensch, ich weiß, wie schwer es für dich ist, zu warten. Du bist unruhig, voller Angst, voller Unsicherheit, wenn etwas, das du so sehr herbeisehnst, auf sich warten lässt. Wisse, dass die Zeit des Wartens immer eine große Bedeutung für dich hat. Auch wenn du das Warten in keinem besonders positiven Licht siehst, lernst du dadurch enorm viel.
Ich werde dir jetzt einige Fragen stellen. Lasse sie auf dich wirken.
Welche Emotionen löst Warten in dir aus? Wie fühlst du dich, wenn du auf etwas wartest, das du dir sehr wünschst?
Welche Gedanken löst Warten in dir aus? Was denkst du über das Warten? Was denkst du darüber, dass andere Menschen weniger warten müssen als du? Wer glaubst du, ist verantwortlich dafür, dass du nun in der Situation des Wartens bist?
Welche Körperzustände löst Warten in dir aus? Was fühlst du in deinem Körper, während du wartest?
Was lernst du durch das Warten? Welche Transformationsprozesse löst das Warten in deinem Leben aus? Inwiefern wächst du durch das Warten? Inwiefern schenkt das Warten dir Kraft?

Inwiefern glaubst du, dass das Warten dich schwächt?
Lasse die Antworten auf meine Fragen einfach in dir entstehen, ohne zu viel nachzudenken. Meine Energie hilft dir, alles Schmerzhafte, das in dir existiert, zu transformieren.
Kannst du es annehmen, dass du im Moment in einer Warte-Position bist?
Kennst du ähnliche Situationen in deinem Leben, in denen du auf etwas warten musstest, in denen sich das Warten im Nachhinein als etwas Gutes herausgestellt hat, als das Beste, das dir hätte passieren können?
Glaubst du, dass das Leben dir immer die Erfahrungen liefert, die du in jedem Moment brauchst, um zu lernen und zu wachsen?
Kannst du es annehmen, jetzt zu warten? Für diesen Moment, diese Sekunde, diese Minute, vielleicht sogar für diese Stunde? Für diese Woche? Diesen Monat? Wie würdest du dich fühlen, wenn du das Warten für ein ganzes Jahr annehmen könntest? Welcher Mensch wärst du nach einem Jahr des Wartens? Würde ein Jahr des Wartens dich stärken oder schwächen?
Lasse nun alle Antworten und Emotionen, die unser Gespräch in dir ausgelöst hat, los. Stelle dir vor, dass meine Energie in alles, was jetzt da ist, fließt, es durchdringt und verwandelt. Die Kraft der Natur, die ewigen Zyklen, fließt in deine Emotionen, Gedanken und Körperempfindungen. Lasse die Energieübertragung geschehen, ohne zu viel nachzudenken. Es reicht, wenn du mir die Erlaubnis gibst, dich zu unterstützen.
Und nun bringe ich dich an einen Ort in der Natur, einen hoch schwingenden, wunderbaren Kraftort. Vielleicht kennst du ihn bereits, möglicherweise ist er noch ganz neu für dich.

Sieh dich in Ruhe an diesem Ort um.
Fühle die Ewigkeit, die an diesem Ort herrscht. Er existiert seit vielen Millionen Jahren. Er hat bereits vielen Menschen, aber auch Tieren, Pflanzen und Naturwesen als Ort der Kraft gedient.
Es wurde ein gemütliches Lager für dich zurechtgemacht. Du bist eingeladen, dich darauf niederzulassen.
Spüre die Kraftlinien, die unter dir verlaufen. Verbinde dich mit ihnen. Du kannst hier energetisch auftanken, aber auch all deine Lasten, Grübeleien, Sorgen und Ängste loslassen.
Genieße diesen Ort eine Zeit lang. Du brauchst hier nichts zu tun, nichts Bestimmtes denken, fühlen oder erkennen. Es geht jetzt ausschließlich um dein Sein. In diesem Moment. An diesem Ort. Hier und jetzt.
Langsam geht die Sonne unter. Kuschle dich tief in eine warme Decke, die für dich hergerichtet wurde. Auch wenn es jetzt immer dunkler wird, fühlst du dich an diesem Ort völlig sicher und geborgen.
Erste Sterne erscheinen am Himmel. Langsam werden es mehr und mehr. Du blickst in ein wunderbares Sternenmeer. Das Universum breitet sich über dir aus. Fühle, wie du immer mehr eins mit ihm wirst. Deine Seele erinnert sich an die Unendlichkeit. Ein zeitloses Sein, geborgen im Universum. Mit allem verbunden sein. Für deine Seele gibt es keine Zeit, keine Dringlichkeit, keine Eile. Sie weiß, dass Zeit eine Illusion ist, die das kollektive Bewusstsein der Menschen auf der Erde täglich erschafft.
Deine Seele kann dir helfen, die Zeitlosigkeit des Moments in deinen Alltag mitzunehmen. Dich nicht zu sehr in das Energie-

feld der Eile, der Termine, der Statistiken, der ständig tickenden Uhren hineinziehen zu lassen.
Spüre deinen eigenen Rhythmus, deine eigene, innere Uhr, die sich vielleicht stark von den Zeitvorgaben in deinem Leben unterscheidet. Erlaube dir, diese innere Uhr, deine eigene Zeitwahrnehmung, deinen eigenen Rhythmus in Zukunft stärker zu deinem Verbündeten zu machen.
Vielleicht kannst du hier und jetzt annehmen, dass alles zur rechten Zeit geschieht, und hast möglicherweise auch einige Ideen oder Lösungen dafür, wie das Warten für dich positiver sein könnte.
Genieße nun diesen Ort, die liebevolle, mütterliche Energie der Erde unter dir und die Weite und väterliche Energie des Universums über dir. So lange du möchtest. So lange es für dich wohltuend ist. Nimm dir die Freiheit, die Meditation anzuhalten, wenn du mehr Zeit dazu benötigst."
Verabschiede dich nun von der Elfe und bedanke dich bei ihr. Nimm wahr, ob sie noch eine Botschaft für dich hat.
Komme nun langsam mit deiner Aufmerksamkeit wieder in deinen Körper zurück. Spüre deine Arme und Beine, bewege sie, nimm den Raum um dich herum wahr und öffne dann in deiner Zeit wieder deine Augen.

Dankbarkeit

Ein weiteres Element, das die Manifestation unterstützt, ist Dankbarkeit. Wenn es jemandem möglich ist, schon vor der Wunscherfüllung dankbar für die Unterstützung (z. B. durch das Höhere Selbst, die Engelwelt, die geistige Welt) zu sein, dann erzeugt diese Person in ihrem Energiesystem genau den Zustand, den sie bei und nach der Zielerreichung hat. Somit zieht das Energiefeld der Dankbarkeit das gewünschte Ziel wie von selbst an.

Loslassen des Wunsches

Nachdem man einen Wunsch definiert, ist es wichtig, diesen Wunsch wieder vollkommen loszulassen und möglichst wenig Druck zu machen, denn Druck erzeugt Gegendruck. Loslassen ermöglicht ein freies Fließen der Energien zur Erfüllung des Wunsches.
Wenn der Kinderwunsch nicht losgelassen wird, bleibt er womöglich für immer ein Wunsch. Konzentriert man sich zu stark auf die Sehnsucht nach einem Kind, wird Kinderlosigkeit manifestiert. Der Wunsch bleibt bestehen, weil der Fokus auf dem Fehlen des Kindes liegt.
Viele Eltern oder werdende Eltern berichten, dass ein zu starker Kinderwunsch die Zeugung extrem behindert hat. Bei vielen Paaren, die sich schon jahrelang ein Kind wünschen und mit allen Methoden versuchen, eine Schwangerschaft herbeizuführen, stellt sie sich häufig in dem Moment ein, in dem sie loslassen, also beispielsweise den Raum, der als Kinderzimmer bestimmt war, für einen anderen Zweck herrichten oder sich für eine Adoption entscheiden.

Hinweis

Solange man Loslassen allerdings nur mit dem Ziel betreibt, das Kind endlich empfangen zu können, hat dies keine besondere Wirkung. Es ist tatsächlich notwendig, den Kinderwunsch voll und ganz (auch emotional) loszulassen.

Es empfiehlt sich, das Loslassen regelmäßig (in Gedanken oder mithilfe der Meditation zu praktizieren).
Das Loslassen des Kinderwunsches ist vor allem deshalb so wichtig, weil das Empfangen eines Kindes, die Schwangerschaft und die Geburt sehr viel mit Hingabe, Geduld und Vertrauen zu tun haben. Je mehr Kontrolle man über den Vorgang erhalten möchte (z. B. durch Bestimmen des Eisprungs), je mehr Druck man macht (z. B. weil man davon überzeugt ist, nur mehr wenige Jahre Fruchtbarkeit zur Verfügung zu haben) und je weniger man vertraut, desto schwieriger wird die Zeugung.
Es sei daher jedem Paar mit Kinderwunsch geraten, seinen Wunsch immer wieder loszulassen und im Idealfall folgende Einstellung zu haben: Ein Kind wird bei uns inkarnieren, wir freuen uns darauf, sind dankbar dafür, dass dieses Kind unsere Familie bereichern wird, doch wir vertrauen unseren Seelen, sie werden den idealen Zeitpunkt bestimmen, an dem die Zeugung passieren darf.

Meditation: Loslassen des Kinderwunsches

In dieser Meditation gelangt man zu einer Weggabelung, von der zwei Wege wegführen: der Weg mit und der Weg ohne Kind. In einem Ritual wird der Kinderwunsch bewusst losgelassen und in der eigenen Vorstellung der Weg ohne Kind beschritten.

Nimm ein paar tiefe Atemzüge, komme ganz zu dir.
Nimm deinen Atem bewusst wahr, das Einatmen, das Ausatmen, die Atempausen dazwischen. Finde deinen eigenen Atemrhythmus.
Spüre in dich hinein, was der Gedanke, deinen Kinderwunsch

loszulassen, bei dir bewirkt. Wie reagiert dein Körper auf diesen Gedanken? Gibt es Körperstellen, die sich dabei verkrampfen oder zusammenziehen? Gibt es Körperstellen, die sich erleichtert anfühlen?
Welche Emotionen löst der Gedanke, deinen Kinderwunsch loszulassen, in dir aus? Was denkst du darüber? Hast du Angst, loszulassen?
Spüre nun eine liebevolle Energie an deiner Seite. Als Frau spürst du die Energie von Meisterin Lady Nada, die auch Maria Magdalena genannt wird. Als Mann die Anwesenheit von Meister Sananda, der einst als Jesus inkarniert war. Die Meisterin bzw. der Meister legt ihre bzw. seine Hände auf deine Schultern und lässt alle Energien in dich einfließen, die du jetzt benötigst. Spüre, wie sich deine Schwingung sanft anhebt.
Stelle dir nun vor, dass du dich in einer wunderschönen Landschaft befindest. Vielleicht kennst du sie bereits, möglicherweise ist sie dir noch unbekannt.
Du befindest dich mitten auf einer Weggabelung. Es gibt einen Weg, der nach links führt, und einen, der nach rechts abzweigt. Sieh dir diese beiden Wege an. Der eine Weg ist der Weg, auf dem dein Kinderwunsch erfüllt wird, der andere ist dein Lebensweg ohne Kind.
Nimm zuerst den Weg mit erfülltem Kinderwunsch wahr. Sananda bzw. Lady Nada unterstützt dich dabei.
Sieh die schwierigen und die schönen Situationen an, die sich auf diesem Weg befinden. Nimm dir Zeit, den Weg ein Stück entlangzugehen und nimm alles wahr, was jetzt wichtig für dich ist.
Wie prägt dich dieser Weg? Was für ein Mensch bist du, wenn

du diesen Weg entlanggehst? Welche Eigenschaften werden auf diesem Weg besonders gefördert? Welche Konflikte gilt es zu lösen? Welche Herausforderungen begegnen dir auf diesem Weg? Was lernst du? Woran wächst du?
Gehe nun langsam den Weg zurück bis zur Weggabelung. Du siehst, dass ein großer Heißluftballon auf dich wartet, der am Boden verankert ist. Ein Engel steht daneben.
Er sagt zu dir: „Ich nehme deine große Sehnsucht nach einem Kind wahr. Ich empfinde großes Mitgefühl, dass dir dieser Wunsch bisher noch nicht erfüllt wurde. Du weißt sicherlich, dass es immer einen Grund dafür gibt, warum sich Wünsche nicht erfüllen. Deine Seele entscheidet selbst darüber, welche Lebenswege dir zur Verfügung stehen und zu welchem Zeitpunkt welche Wünsche erfüllt werden können. Du weißt sicherlich auch, dass alles, was deine Seele in deinem Leben erschafft, dem Wachstum dient. Letztlich soll dich alles, auch die schmerzhafteste Erfahrung, in die Erfüllung führen.
Ich als Engel bin niemals auf der Erde inkarniert gewesen und kenne die Herausforderungen, die die Grobstofflichkeit mit sich bringt, nur aus der Beobachtung der Menschen. Ich möchte dir meine tiefste Bewunderung dafür ausdrücken, dass du auf diesem Planeten inkarniert bist, um hier Erfahrungen zu machen. Nur sehr starke, weise und erfahrene Seelen melden sich freiwillig für diesen Liebesdienst. Es ist wahrlich ein Liebesdienst, auch wenn es sich im Moment für dich nicht so anfühlen sollte.
Dieser Ballon soll dir dazu dienen, deinen Kinderwunsch bewusst loszulassen. Dazu kannst du dir vorstellen, dass wir gemeinsam den Weg mit einem Kind wie einen Teppich aufrol-

len und in den Korb des Ballons legen. Oder du spürst in dich hinein, wo in deinem Körper oder deinem Energiesystem sich dein Kinderwunsch befindet, lässt ihn in deine Hände fließen, formst ihn zu einer Kugel oder einem Paket und legst ihn in den Korb des Ballons.
Oder lasse deinen Wunsch auf deine eigene Art und Weise los.
Wir lösen nun die Verankerung des Ballons, er erhebt sich in die Lüfte. Ich steige mit in den Korb des Ballons und begleite deinen Wunsch in die geistige Welt, ins Universum.
Spüre, was das Loslassen deines Wunsches in dir auslöst."
Betrachte den Ballon. Er erhebt sich höher und höher in die Luft. Der Engel schwebt neben ihm her. Der Ballon wird zu einem winzigen Punkt am Himmel. Schließlich kannst du ihn nicht mehr sehen. Vertraue darauf, dass gut auf deinen Wunsch geachtet wird.
Betrachte nun den zweiten Weg, dein Leben ohne Kind. Sananda bzw. Lady Nada unterstützt dich mit seiner oder ihrer Energie. Gehe den Weg entlang. Sieh dir an, welche Menschen dir begegnen. Welchen Beruf du ausübst, wie sich dein Beruf mit der Zeit womöglich verändert. Welche Talente lebst du? Wofür engagierst du dich? Wohin fließt deine Aufmerksamkeit, deine Energie?
Welche Menschen oder Tiere sind in deinem Leben wichtig? Welche Herausforderungen hast du zu meistern? Welche glücklichen Momente gibt es auf diesem Lebensweg?
Betrachte dein Leben ohne Kind in Ruhe. Nimm diesen Weg als mögliche Option für dein Leben an.
Spüre, ob du Widerstände gegen diesen Weg hast. Sananda

bzw. Lady Nada unterstützt dich dabei, diesen Weg voll und ganz anzunehmen.
Nimm ein paar tiefe Atemzüge, spüre, wie du mit jedem Atemzug jeden Widerstand, der sich in dir gebildet hat, loslässt. Atme Frieden ein und Widerstand aus. Lady Nada oder Sananda unterstützt dich dabei. Nimm wahr, ob sie oder er eine Botschaft für dich hat. Nimm alles in Ruhe wahr.
Bedanke dich dann bei Lady Nada bzw. Sananda.
Komme nun langsam mit deiner Aufmerksamkeit wieder in deinen Körper zurück. Spüre deine Arme und Beine, bewege sie, nimm den Raum um dich herum wahr und öffne dann in deiner Zeit wieder deine Augen.

ABSCHIED VON EINEM KIND

Der Abschied von einem Kind, sei es zu Beginn der Schwangerschaft, in einem späteren Stadium oder nach der Geburt, ist ein Ereignis, das den meisten (werdenden) Eltern den Boden unter den Füßen wegreißt. Alle Träume und Hoffnungen werden von einem Moment zum anderen zunichte gemacht.
Auch die Entscheidung zu einer Abtreibung kann noch Jahre später nicht bewältigt sein.

Botschaft von Maria zum Thema Abschied von einem Kind

Geliebte Frau, geliebter Mann,
der Abschied von einem Kind ist etwas enorm Schmerzhaftes, das brauche ich an dieser Stelle kaum zu erwähnen.
Falls du dies erlebt hast, geliebter Mensch, dann möchte ich dir meinen tiefen Respekt und meine Bewunderung aussprechen. Ich möchte dich dazu ermutigen, der Trauer in deinem Leben den Raum zu geben, den sie benötigt, und dir alle Zeit zu nehmen, um dich selbst wieder zu zentrieren, bevor du voll und ganz in dein alltägliches Leben zurückkehrst.
Was ich dir sagen möchte ist, dass Schmerz ein Zustand ist, der dazu führt, dass mit ihm andere, sehr tief sitzende Themen an die Oberfläche befördert werden.
Ich möchte in keiner Hinsicht den Schmerz über den Verlust eines Kindes schmälern, sondern vielmehr sagen, dass dieser Schmerz möglicherweise als Magnet für andere Schmerzen wirkt. Alles, was deine Seele jemals als Verlust erlebt hat, wird von diesem Schmerz angezogen.

Daher kann es vorkommen, dass du dich in diesem Schmerz völlig verloren fühlst, den Eindruck hast, ihn niemals bewältigen zu können.
Es mag hilfreich für dich sein, zu erfahren, dass du möglicherweise anlässlich deiner Trauer andere Verlusterfahrungen an die Oberfläche deines Bewusstseins holst.
Frage dich daher, wenn du den Eindruck hast, dass dich der Abschied von deinem Kind innerlich zu zerstören scheint, mit welchen anderen Verlusten er in Verbindung stehen könnte.
Für ungeborene Seelen ist das Verlassen des entstehenden Körpers nichts anderes als das Trennen einer feinstofflichen Verbindung. Es ändert sich an ihrem Zustand nicht sehr viel, denn sie sind weiterhin geborgen in der geistigen Welt, in der Unendlichkeit und Liebe der göttlichen Quelle.
Für die Seele des Kindes ist es einfach eine Veränderung des Zustands. Es lässt die Materie los, entbindet sich von seinem Körper, der gerade im Entstehen ist.
Wenn du dein Kind durch eine bewusste Entscheidung verloren, also abgetrieben hast, dann kann es sein, dass dich Schuldgefühle plagen oder Unsicherheit, ob es die richtige Entscheidung war.
In diesem Fall kann es sein, dass der Schmerz über diese Entscheidung andere Schmerzen anzieht, die ebenfalls mit Entscheidungen zu tun haben, bei denen du befürchtest, falsch gehandelt zu haben.
Du denkst vielleicht, dass die Möglichkeit, die nicht zur Realität wurde, die du durch deine Entscheidung von dir abgetrennt hast, in deinem Leben besser gewesen wäre als die Möglichkeit, die du gewählt hast.
Du fragst dich vielleicht, wie dein Leben jetzt aussehen würde, wenn das Kind auf die Welt gekommen wäre.
Wisse, dass die Seele des Kindes dir sicherlich keine Vorwürfe machen wird. Dass dieses Kind in der unendlichen Liebe der göttlichen Quelle

geborgen ist und es für das Kind ein viel weniger dramatisches Ereignis ist als für dich, wenn es nicht auf die Welt kommen kann. Die Seele spürt keine Traurigkeit, keinen Verlust, keinen Schmerz. Die Seele des Kindes ist mit allem einverstanden, was ist. Sie kennt keine Zeit, es ist für sie kein Problem, zu einem späteren Moment zu dir zurückzukehren. Möglicherweise sogar erst in einem zukünftigen Leben.
Wenn du dein Kind durch eine Fehlgeburt verloren hast oder das Kind nach der Geburt gestorben ist, dann verbindet sich dein Schmerz eher mit Schmerzen über Ereignisse, in denen du dich machtlos gefühlt hast, dir etwas entrissen wurde, ohne dass du etwas tun konntest.
In diesem Fall frage dich ebenfalls, mit welchen Ereignissen dieser Schmerz in Verbindung steht.
Vergiss nicht, dass dein Schmerz über den Verlust des Kindes ebenso mit unzähligen karmischen Erinnerungen in Zusammenhang stehen könnte, in denen es um den Tod eines Kindes oder den Abschied von anderen geliebten Menschen geht.
Wenn du einen Zugang zu den Ereignissen bekommst, die durch den Schmerz nun an die Oberfläche geholt werden, ist es auch hilfreich, dich mit diesen Ereignissen zu beschäftigen, sie durch energetische Arbeit oder auch in Form einer psychologischen Begleitung noch einmal anzusehen und Frieden mit ihnen zu schließen, damit Heilung geschehen kann.
Kinder, die ihren Körper schon vor der Geburt verlassen, tun dies niemals zufällig. Es steckt immer ein Lernprozess dahinter. Manchmal für sie selbst, immer aber auch für die Eltern.
Erlaube dir, die Erfahrung und den Schmerz loszulassen. Lasse deine Gefühle zu, trauere um das Kind, doch erlaube dem Ereignis, dann in die Heilung zu gehen. Erlaube dir, die Erfahrung loszulassen. Das Kind loszulassen.

Wenn es dir gelingt, mit dem Verlust deines Kindes Frieden zu scł ßen, hast du einen großen Entwicklungsschritt gemacht. Du kannst dich dann vielleicht sogar bei der Seele des Kindes bedanken, dass sie dir diesen Prozess ermöglicht hat.

Meditation: Abschied

Diese Meditation ist dazu geeignet, sich von einem Kind zu verabschieden, das man durch Abtreibung, Abortus oder eine Totgeburt verloren hat. Auch wenn in einer früheren Partnerschaft ein starker Kinderwunsch bestanden hat, kann es wichtig sein, sich von dem niemals gezeugten oder geborenen Kind zu verabschieden, um bereit für ein Kind mit dem aktuellen Partner oder der aktuellen Partnerin zu sein.

Mache es dir bequem, schließe die Augen und atme einige Male tief ins Becken.
Spüre, wie der Atem dir hilft, nun völlig zu dir zu kommen, in diesen Moment.
Jeder Atemzug sammelt deine Energie in dir und zentriert dich. Du bist bereit, dich ganz auf dich selbst, deine Gefühle, Gedanken und Körperwahrnehmungen zu konzentrieren.
Stelle dir nun vor, dass du dich in einer wunderschönen Landschaft befindest. Die Sonne scheint auf dich herab, es hat genau die Temperatur, in der du dich wohlfühlst. Du fühlst dich an diesem Ort sicher und völlig geborgen.
In dieser Landschaft befindet sich ein Wasserfall aus kristallklarem Licht. Stelle dich unter den Licht-Wasserfall und lasse das kristallklare Licht an dir herabfließen.

Es spült deine Anspannung, deine Ängste, deine Befürchtungen weg, sie sickern in die Erde und werden dort liebevoll transformiert. Der Wasserfall reinigt dich und erfüllt dich mit Klarheit, Wachheit und Kraft.
Der Wasserfall fließt an dir herab und lädt dich auf.
Jede Auraschicht wird mit der Klarheit des Licht-Wasserfalls erfüllt. Genieße die Reinigung deiner Aura.
Nun fließt der Wasserfall aus kristallklarem Licht auch von oben in dein Kronenchakra an der Oberseite deines Kopfes hinein und reinigt deinen Körper von innen.
Der Wasserfall strömt durch deine Beine, tritt an den Fußsohlen hinaus und fließt in die Erde, die alles liebevoll aufnimmt und transformiert.
Wenn du das Gefühl hast, frei und gereinigt zu sein, verlasse den Wasserfall.
Stelle dich auf einen angenehmen Untergrund neben den Licht-Wasserfall, vielleicht auf eine Wiese oder einen Waldboden.
Der aufgestiegene Meister St. Germain erscheint nun neben dir. Nimm seine liebevolle Energie wahr. Er dient auf dem violetten Strahl der Vergebung und Transformation.
Er entfacht eine violette Flamme, der du nun alles übergeben kannst, was dich in Bezug auf das Kind, von dem du dich heute verabschieden möchtest, noch belastet.
St. Germain unterstützt dich dabei. Erlaube dir, loszulassen.
Meisterin Maria erscheint nun. Du bemerkst, dass sie das Kind, von dem du dich heute verabschieden möchtest, auf dem Arm trägt. Sie tritt auf dich zu. St. Germain bleibt neben dir stehen. Um euch bildet sich ein Kreis aus liebevollen, unterstützenden

Lichtwesen. Spüre ihre Energie und vertraue darauf, dass sie euch während des gesamten Prozess mit ihrer Kraft unterstützen und führen.
Nimm dein Kind wahr. Vielleicht möchtest du es auf den Arm nehmen oder es auf Marias Arm betrachten. Was fühlst du in Bezug auf dieses Kind? Lasse alle Gefühle zu, unterdrücke sie nicht. Maria und St. Germain unterstützen dich dabei, deine Gefühle anzunehmen.
Sage deinem Kind, warum du es bisher nicht gut loslassen konntest. Vielleicht hast du Schuldgefühle, vielleicht glaubst du, etwas falsch gemacht zu haben. Hast du etwas nicht getan, das du deiner Meinung nach hättest tun oder wissen müssen? Hast du eine Entscheidung getroffen, die deiner Meinung nach falsch war? Möglicherweise empfindest du Wut oder Hass einem anderen Menschen gegenüber, der deiner Meinung nach schuld daran ist, dass das Kind nicht geboren werden konnte. Sage der Seele deines Kindes, wie du dich fühlst. Nimm dir Zeit.
Sage deinem Kind, dass es dir leid tut, und bitte es um Vergebung. Nimm wahr, wie die Seele deines Kindes auf diese Bitte reagiert.
Verabschiede dich von allem, was ihr nicht gemeinsam erlebt habt. Von allen Träumen oder Plänen, die du in Bezug auf dieses Kind hattest und in dieser Form nicht mehr mit ihm erleben kannst.
All deine Schuldgefühle, deine Verzweiflung, deine Selbstvorwürfe dürfen nun in die violette Flamme fließen, die sie liebevoll transformiert. Meister St. Germain unterstützt dich dabei.
Bedanke dich bei der Seele des Kindes für alle Erfahrungen,

die du durch sie machen konntest, auch wenn sie möglicherweise sehr schmerzhaft für dich waren. Verabschiede dich von der Seele des Kindes. Lasse bewusst los. Meisterin Maria nimmt das Kind in die Arme und bewegt sich langsam von dir weg. Erlaube dir, loszulassen.

Mache dir bewusst, dass die Seele des Kindes unsterblich ist und ihr für immer miteinander verbunden sein werdet.

Bedanke dich nun bei den Lichtwesen, die euch auch weiterhin begleiten werden, wenn du das möchtest.

Komme nun langsam mit deiner Aufmerksamkeit wieder in deinen Körper zurück. Spüre deine Arme und Beine, bewege sie, nimm den Raum um dich herum wahr und öffne dann in deiner Zeit wieder deine Augen.

Fallbeispiel

Stephanie hat seit vielen Jahren einen starken Kinderwunsch. Seit ihr während ihrer letzten Beziehung mehrmals ein Kind im Traum erschienen ist, hat sie sich viele Gedanken darüber gemacht, wie dieses Kind (ein Mädchen) heißen könnte und wie das Leben mit ihr wäre.

Als der damalige Partner sich von ihr trennt, bricht für Stephanie eine Welt zusammen. Sie wünscht sich nichts sehnlicher, als ihren Kinderwunsch mit einem neuen Partner erfüllen zu können.

In einer Einzelberatung wegen unerfüllten Kinderwunsches stellt sich heraus, das Stephanies Beziehung zu der Seele des Kindes sehr problematisch ist, es gibt unzählige karmische Verstrickungen und die Seele teilt ihr mit, dass es ratsam wäre, sie loszulassen und stattdessen eine andere Seele einzuladen,

die besser zu ihrer jetzigen Lebenssituation passt.
Zwei Monate nach dem Abschied von der Seele ist Stephanie schwanger.

Fallbeispiel

Johannas erstes Kind, Maxi, starb kurz nach der Geburt, die aufgrund eines schweren Unfalls mehr als zwei Monate vor dem errechneten Geburtstermin lag, in den Armen seiner Mutter. Johannas zweites Kind, Michaela, kam vor wenigen Monaten gesund auf die Welt.
„Am Tag vor Maxis Tod hatten wir eine Nottaufe. Maxi ließ uns am selben Abend mitteilen, dass er bereit sei, zu gehen. Sein Opa würde schon auf ihn warten, um ihn ins Licht zu begleiten. Am nächsten Vormittag war mir klar, dass Maxi nicht mehr leben wollte. Es gab medizinisch keinerlei Verbesserung und wir trafen die Entscheidung, ihn von den lebenserhaltenden Maschinen abzuhängen. Er hat seinen Frieden gefunden", sagt Johanna.
Beim Babyflüstern während der Schwangerschaft teilt Michaela ihren Eltern mit, dass sie Maxi nicht ersetzen wird, sondern ihren eigenen Platz einnimmt. Sie wiederholt immer wieder, dass alles gut werden wird, dass die Eltern mit der Vergangenheit abschließen sollen.
„Jetzt ist bald Maxis zweiter Geburtstag und wir werden alle zum Grab gehen. Maxi ist Michaelas großer Bruder, ich erzähle ihr viel von ihm. Manchmal sieht sie ins Leere und lacht. Ich bin davon überzeugt, dass Maxi in diesen Momenten bei uns ist. Er wacht wie ein Schutzengel über Michaela", erzählt Johanna.

ZEUGUNG

Aus energetischer Sicht ist es von entscheidender Bedeutung, wie die Lebensrealitäten von Mann und Frau bei der Zeugung eines Kindes aussehen. Die Liebe, die zwischen den zukünftigen Eltern herrscht, die Harmonie und das Vertrauen werden energetisch direkt an das Kind weitergegeben. Emotionen, Gedanken, Einstellungen, Körperzustände, aber auch karmische Belastungen, verstrickte Beziehungen oder ungelöste Ahnen- und Familienthemen wirken sich unmittelbar auf das Kind aus.

Die Lebensrealitäten der zukünftigen Eltern im Moment der Zeugung bestimmen die Energie der Zeugung. In vielen Fällen ist die Energie zu schwach, um eine Schwangerschaft zu ermöglichen.

Bei der Zeugung treffen die Lebensumstände von Mann und Frau aufeinander und vermischen sich. Ähnlich wie beim grobstofflichen Erbgut gibt es auch die Fusion der feinstofflichen DNA.

Alles, was das Kind bei der Zeugung mitbekommt, wird zu den Energien hinzugefügt, die die Seele des Kindes selbst mit auf den Weg nimmt (karmische Themen, Seelenauftrag etc.).

Man kann es sich so vorstellen, dass die Seele vor der Inkarnation in der geistigen Welt verschiedene Erfahrungen auswählt, die sie auf der Erde machen möchte. Das können sehr positive Erfahrungen wie Geborgenheit, Liebe und Freude sein oder auch Herausforderungen. Beispielsweise könnte eine Seele die Entscheidung treffen, im irdischen Leben Vertrauen lernen zu wollen. Dazu sucht sie sich zunächst eigene seelische Themen (wie z. B. eine frühere Inkarnation, in der sie Ohnmachtserfahrungen gemacht hat) aus, die perfekt zum Lernthema Vertrauen passen. All diese Themen packt sie in einen „Rucksack", den sie mit auf die Erde bringt.

Zusätzlich wählt die Seele eine Familie aus, deren Umfeld zum Lernthema passt. Also beispielsweise eine Familie, in der starkes Misstrauen herrscht, eine Familie, die sich als Opfer anderer Menschen oder der Umstände fühlt. Oder aber die Seele wählt Eltern, denen Vertrauen sehr leicht fällt, die ihr Kind gut bei seinem Lernthema unterstützen können.

Wenn das Kind in eine Familie hineingeboren wird, trägt es automatisch auch die Lernthemen und ungelösten Ahnenthemen seiner Familie. Diese Themen werden sozusagen zum Rucksack des Kindes hinzugefügt. Je mehr ungelöste Probleme die Familie hat, desto schwerer wird der Rucksack des Kindes. Je mehr Harmonie in der Familie herrscht, desto mehr positive Energie wird dem Kind mitgegeben.

Es besteht allerdings auch die Möglichkeit, dass die Seele des Kindes manche Themen nicht annimmt, also sozusagen nicht in ihren Rucksack gibt. Die Vielfalt der Energien, Themen und Herausforderungen einer Familie gleicht einem gordischen Knoten. Das Ziel der Seele des Kindes ist es, den Knoten im Laufe des Lebens auf der Erde zu lösen. Mit anderen Worten könnte man auch sagen, dass jedes Kind mit dem Ziel auf die Welt kommt, seine Meisterschaft zu erlangen.

Viele Kinder der neuen Zeit haben ihre Meisterschaft bereits in einer früheren Inkarnation erreicht und kommen auf die Erde, um andere Menschen (beispielsweise ihre Eltern) auf dem Weg in deren Meisterschaft zu unterstützen.

Feinstoffliche Aspekte der DNA

Das feinstoffliche Erbgut befindet sich in der Aura oder im Energiesystem der grobstofflichen DNA. Die Eltern zeugen ein Kind, vermischen dabei ihre Lebensthemen, ihre Energiefelder, ihre Familienthemen, die alle in der feinstofflichen DNA gespeichert sind. Es handelt sich um unzählige Informationen, weit mehr als im grobstofflichen Erbgut, das sich zur selben Zeit miteinander verbindet. Das Kind trägt daher sowohl die feinstofflichen als auch die grobstofflichen Inhalte der Eltern-DNA in seiner Inkarnation auf der Erde.

Viele Babys kommen mit dem Ziel auf die Erde, ungelöste Familienthemen zu bereinigen. Im Lauf des Lebens erkennen sie, wie groß die Bürde ist, die sie sich auferlegt haben. Manche Kinder verzweifeln und verlieren die Hoffnung, die Familienthemen je lösen zu können. In solchen Situationen ist es hilfreich und wichtig, wenn die Kinder sich an den ursprünglichen Plan erinnern, der immer voller Liebe ist. Die Grund-Idee besteht darin, alle Familien-Themen in Leichtigkeit und Freude zu lösen, Hilfe zu erhalten, sowohl auf der irdischen als auch auf der spirituellen Ebene.

Familie und Ahnen

Jede Seele, die auf der Erde inkarnieren möchte, sucht sich ihre Familie bewusst aus. Das bezieht sich nicht nur auf Vater und Mutter, sondern auf die gesamte Familie. Die Seelenaufträge des Vaters und der Mutter stehen im Einklang mit dem Seelenauftrag der Seele, die inkarnieren möchte. Auch die Geschwister und alle anderen Familienmitglieder koordinieren ihre Seelenaufträge sehr genau. Dies ist ein hochkomplexer Prozess, der für uns „inkarnierte Seelen" nicht wirklich begreifbar ist. Er stellt sicher, dass jede Seele

optimale Entwicklungsmöglichkeiten hat – auch wenn die Familie aus irdischer Sicht sehr belastend zu sein scheint.
Selbst die Ahnenreihe ist bewusst ausgewählt und passt ausnahmslos zum Plan, den die Seele auf der Erde hat.
Neben dem persönlichen Karma, also den Ereignissen, mit denen die Seele selbst in verschiedenen Leben auf der Erde konfrontiert war, gibt es das Ahnenkarma, also alle Erfahrungen, die die Vorfahren auf der Erde gemacht haben, in verschiedensten Inkarnationen. All diese Informationen und Energien wirken, als kollektive Themen, auf jeden einzelnen Menschen ein.
Wenn ein Mann und ein Frau ein Kind zeugen, kommt es zum Zeitpunkt der Zeugung energetisch (wie auch biologisch) zu einer Vermischung der beiden Stammbäume. Dies stellt aus spiritueller Sicht eine Chance dar, völlig verschiedene Familiengeschichten durch die Zeugung eines Kindes miteinander zu verbinden.
In jeder Ahnenreihe wirken sehr viel Kraft, Weisheit und Stärke, aber auch extrem negative Erfahrungen. Wenn Vater und Mutter sich mit der Heilung ihrer Ahnenreihen beschäftigen, ist das für das Kind eine enorme Unterstützung, da ihm dadurch eine große Last von den Schultern genommen wird.

Hinweis

Energetische Ahnenarbeit wird im Idealfall vor der Zeugung durchgeführt oder kurz nach der Zeugung. Wenn dieser Zeitpunkt verpasst wird, sollte man die Schwangerschaft abwarten und sich erst nach der Geburt des Kindes den Ahnenthemen widmen. Energetische Ahnenarbeit löst viel aus und kann für das ungeborene Kind zu turbulent sein.

Botschaft von Kuthumi zum Thema Ahnen

Geliebte Frau, geliebter Mann,
wenn ein Mann und eine Frau sich (bewusst oder unbewusst) dazu entschließen, ein Kind zu zeugen, vereinigt sich dabei, wie ihr das aus der Biologie kennt, ihre DNA, also ihr Erbgut.
Energetisch gesehen besteht die DNA jedoch nicht nur aus biologischen Merkmalen, wie Augenfarbe, Haarfarbe oder Körpergröße. Die feinstofflichen Anteile der DNA sind weitaus größer als die rein biologischen. Ihr könnt euch das so vorstellen, dass das Erbgut des potenziellen Vaters von Auraschichten, also energetischen Hüllen umgeben ist. Dort ist auf feinstofflicher Ebene alles gespeichert, was seine Vorfahren erlebt, gedacht und gefühlt haben. Gleiches gilt für die Ahnen der Mutter.
Ahnenreihen gehen viel weiter zurück, als ihr das vielleicht durch einen Stammbaum oder Ähnliches nachvollziehen könnt. Sie reichen Millionen von Jahren in die Vergangenheit, bis zum ersten einzelligen Lebewesen.
Stelle dir vor, der zukünftige Vater und die zukünftige Mutter stehen nebeneinander. Hinter jeden der beiden stellen sich hinter der rechten Schulter der Vater und links die Mutter auf, also der Großvater und die Großmutter des Kindes. Sehr rasch wächst die Zahl der Ahnen: vier Großeltern, acht Urgroßeltern, 16 Ur-Urgroßeltern, 32, 64, 128 und so weiter. Versuche, diese Ahnenreihe kurz vor deinem geistigen Auge zu visualisieren. Sehr schnell wirst du bei einer so großen Zahl an Vorfahren sein, dass du das Bild kaum visualisieren kannst.
Die Ahnenreihe hört aber nicht bei den menschlichen Vorfahren auf, sondern geht evolutionsgeschichtlich zu den Vorfahren der Menschen weiter.

Die Informationen, die von den Vorfahren (bis hin zum ersten Einzeller, der im Meer lebte) in der feinstofflichen DNA gespeichert sind, wirken eher in homöopathischer Dosis, das heißt aber nicht, dass sie deshalb keine enormen Auswirkungen haben können.
In den Ahnenreihen ist unvorstellbar viel Information und Emotion gespeichert, vor allem Erfahrungen, bei denen es um das nackte Überleben geht, um Instinkte und Existenzängste: nicht zu wissen, ob man an jedem Tag genug zu essen und zu trinken hat.
Warum sind die Ahnen von solch großer Bedeutung?
Die Ahnen stellen euer Erbe dar, euer emotionales Erbe, euer mentales Erbe, aber auch euer energetisches Erbe. Das heißt, dass ihr im positiven Sinne auf die gesamte Kraft eurer Ahnen zugreifen könnt, auf ihre Fähigkeiten, ihre Stärke, auf alles, was sie bewältigt und in ihrem Leben erschaffen haben. Es bedeutet aber auch, dass alle Traumata, Ängste und Sorgen eurer Ahnen im Erbgut feinstofflich gespeichert sind.
Zum Thema Kinderwunsch möchte ich erwähnen, dass eure Ahnenthemen es möglicherweise verhindern, dass ihr ein Kind in Frieden empfangen könnt. Es gibt vielleicht bei euren Vorfahren Frauen, die gegen ihren Willen gezwungen wurden, Kinder zu bekommen, denen ein Kind weggenommen wurde, oder die ein Kind verloren haben. Es gibt wahrscheinlich viele Traumata rund um das Thema Elternschaft.
Vielleicht gibt es auch Frauen unter euren Vorfahren, die niemals ein Kind bekommen wollten, die einen anderen Lebensplan hatten und dann gezwungen wurden, zu heiraten, oder vergewaltigt wurden.
Grundsätzlich ist es so, dass du dir genau die Themen deiner Ahnen mitgenommen hast, die du in diesem Leben lösen möchtest, die also in Einklang mit deinem Seelenauftrag sind. Die Heilung der Ahnen-

reihe kann dich daher stark bei der Erfüllung deines Seelenauftrags unterstützen.

Auch in der Medizin ist bekannt, dass vieles von Generation zu Generation weitergegeben wird. Das kann sich darin äußern, dass zum Beispiel immer eine ähnliche Form der Erkrankung in einer Familie auftritt. Manchmal kann dies in den grobstofflichen Genen nachgewiesen werden. Häufig sind es aber Themen, die rein feinstofflich in der DNA gespeichert sind. Sobald du eine Blockade für dich gelöst hast, löst sie sich in der Aura deiner DNA auf. Man könnte den Prozess auch so beschreiben, dass die Blockade sich in eine positive Energie verwandelt. Ab diesem Moment wird das Thema in stärkender und nicht mehr in schwächender Form an deine Nachkommen weitergegeben.

Falls du bereits Kinder hast, hilfst du ihnen ebenfalls, wenn du nach deren Geburt noch Ahnenkarma von dir selbst löst. Die Heilung, die du erfährst, wird direkt an deine Kinder weitergegeben, sodass diese auch um vieles leichter in Frieden mit dem Thema gelangen können.

Nehmen wir beispielsweise an, dass von Generation zu Generation alle weiblichen Nachkommen unter Depressionen leiden. Oder dass bestimmte Erkrankungen in einer Familie gehäuft auftreten, beispielsweise Krebs- oder Herzerkrankungen.

Für dich als zukünftiger Vater oder Mutter ist wichtig, dass alles, was du für dich löst, alles, wo du dich aus bestimmten Familienstrukturen befreist, die dir nicht gut tun, alles, was du zwischen dir und deinen Eltern löst, heilsam und klärend für dein Kind wirkt, weil dein Kind die Blockaden nicht weitertragen muss.

Für viele Eltern bedeutet es eine große Erleichterung, wenn sie wissen, dass sie die Möglichkeit haben, ihrem Kind sein Leben auf der Erde zu erleichtern, indem sie ihre eigenen Ahnenthemen lösen.

Meditation: Ahnenarbeit mit dem Inneren Kind

In dieser Reise wird das Innere Kind von allen Verstrickungen zu Ahnen und Familienmitgliedern befreit und hat Gelegenheit, in Kontakt zu seinen Ahnen zu treten, um Vergebung und Transformation geschehen zu lassen.
Diese Meditation kann von Vater und Mutter gemeinsam oder auch von einem Elternteil allein durchgeführt werden.

Mache es dir bequem, entspanne dich, komme ganz in dir an. Nimm ein paar tiefe Atemzüge und spüre, wie dein Atem dir dabei hilft, deine Energie in deinem Körper zu zentrieren. Alle Energie-Anteile von dir, die sich im Moment an anderen Orten befinden, kehren jetzt zu dir zurück. Vielleicht handelt es sich bei diesen Energie-Anteilen um Aufmerksamkeit, die bei anderen Personen ist. Alle Energie, die an verschiedenen Orten verstreut ist, kommt jetzt zu dir zurück. Du ziehst sie an wie ein Magnet und spürst, wie sich dein Körper immer mehr mit Energie füllt und deine Aura immer kompakter und energiegeladener wird.
Lasse dich nun langsam in dich selbst hineinsinken. Gehe mit deiner Aufmerksamkeit in dein Herz. Dort entdeckst du einen Raum. Nimm deinen Herzensraum wahr. Sieh dich in ihm um, spüre seine Energie. Nimm dir Zeit, alles wahrzunehmen.
Du bemerkst, dass es auch einige Türen gibt, die aus deinem Herzensraum hinausführen. Sieh dir die Türen an. Vielleicht sehen sie unterschiedlich aus oder spüren sich verschiedenartig an. Möglicherweise darfst du wahrnehmen, was auf den Türen steht.

Du entdeckst eine Tür mit der Beschriftung „Inneres Kind". Nimm diese Tür wahr. Wie sieht sie aus? Ist sie verziert? Spüre hin, was die Tür in dir auslöst. Vielleicht ist Vorfreude in dir, deinem Inneren Kind zu begegnen, möglicherweise ein wenig Angst. Lasse all deine Gefühle da sein. Nimm dir Zeit und wenn du so weit bist, öffnet sich durch deine innere Bereitschaft die Tür ganz von selbst.

Nimm wahr, was hinter der Tür liegt. Eine Landschaft, ein Raum. Bleibe ganz offen für das, was sich dahinter befindet. Und dann tritt durch die Tür. Lasse dich ein auf die Welt deines Inneren Kindes, wie sie sich jetzt und hier zeigt. Bei jeder Wiederkehr kann die Welt hinter der Tür ganz anders aussehen.

Du bist heute zu deinem Inneren Kind gekommen, um energetische Blockaden in Bezug auf deine Familie und deine Ahnen zu heilen, aber auch, um in Kontakt zu deinen Ahnen zu treten.

Zu deiner Unterstützung bekommst du ein Einhorn und einen Drachen an deine Seite gestellt. Die beiden haben jeweils eine Botschaft für dich in Bezug auf deine Ahnen und dein Familiensystem.

Das Einhorn sagt zu dir: „Ich repräsentiere die bedingungslose Liebe, das Annehmen, das Akzeptieren. Ich bin der Yin-Aspekt deines Inneren Kindes. Der Teil, der die Familie liebt, so wie sie ist, bedingungslos. Der Teil, der alles in reiner Liebe mit sich geschehen lässt und dadurch im besten Fall auch nicht verletzt wird, weil er so unendlich viel Liebe ausstrahlt.

Ich bin ein Teil, der nicht kämpft, der nicht „Nein" sagt, der alles akzeptiert, der jeden Menschen so annimmt, wie er ist. Wenn ein Kind nur von mir unterstützt würde, könnte es in manchen

Familienkonstellationen zu einem Ungleichgewicht für das Kind kommen, das in diese Familie hineingeboren wird. Denn meine Energie führt dazu, dass das Kind sich nicht wehrt, dass es immer mit offenem Herzen alles mit sich geschehen lässt, jede Energie in sein Energiesystem übernimmt. Damit das Kind lernt, sich abzugrenzen, wird meine Energie ergänzt durch die Yang-Energie. Du weißt ja, dass Yin und Yang gemeinsam den Kreis schließen und ihre Ausgewogenheit zu Harmonie auf allen Ebenen führt. Das gilt auch für dein Inneres Kind in Beziehung zu seiner Familie und seinen Ahnen. Daher ist der Drache an meiner Seite erschienen, denn er repräsentiert den Yang-Aspekt."

Der Drache tritt vor und sagt zu dir: „Ich bin dein Yang-Aspekt. Eine Energie, die mit bedingungsloser Liebe Entscheidungen trifft, sich wenn nötig abgrenzt, „Ja" und „Nein" zu Dingen sagt. Eine Energie, die ganz klar Wahrheiten sieht und sie auch in Bezug auf die Dualität bewerten kann, in der Form, dass sie entscheidet, ob etwas wohltuend ist oder nicht. Und sich, wenn etwas nicht gut tut, gegen eine Situation oder gegen eine Person entscheidet. Also nicht die Person verurteilt, sondern einfach Stellung bezieht.

Manchmal entschließt sich die Yang-Energie, Personen auszuweichen oder sich vor ihnen zu schützen. Gemeinsam mit der Yin-Energie, die jetzt durch das Einhorn repräsentiert wird, kann ich Menschen optimal darin unterstützen, ihre Familien und Ahnen so anzunehmen, wie sie sind, sich jedoch bei jedem Aspekt dafür zu entscheiden, ihn anzunehmen, ihn auch unter Umständen zu übernehmen, Themen für Familienmitglieder zu tragen, Glaubenssätze von der Familie zu übernehmen oder nicht.

Als du ein Kind warst, also dieses Innere Kind warst, das du hier vor dir siehst, standen dir unsere Energien wahrscheinlich nicht in vollem Ausmaß zur Verfügung. Ihr Menschen habt euch jahrtausendelang dafür entschieden, unsere Energien nur in sehr eingeschränkter Art und Weise zu nutzen. Doch jetzt sind wir wieder in vollem Ausmaß für euch da und du kannst nun die Vergangenheit mithilfe deines Inneren Kindes verändern. Dazu errichten wir nun einen Schutzkreis für dich und dein Inneres Kind, der aus Einhörnern und Drachen besteht, die sich rund um euch aufstellen. Lasst euch von der Energie der Drachen und Einhörner aufladen. Genießt die Energie. Lasst euch Zeit dazu."

Nun entsteht vor dir die Reihe deiner Ahnen, so wie sie zum Zeitpunkt deiner Geburt bestand. Es erscheinen alle Ahnen, die zum Zeitpunkt deiner Geburt auf der Erde inkarniert waren.

Es erscheinen auch alle Geschwister, die zu deiner Geburt schon auf der Welt waren.

Deine Eltern, deine Großeltern.

Die Geschwister deiner Eltern, also Tanten und Onkeln.

Die Kinder deiner Tanten und Onkeln also Cousins und Cousinen.

Falls du Halbgeschwister hast, erscheinen auch diejenigen, die zu deiner Geburt schon auf der Welt waren.

Dann erscheinen deine Urgroßeltern, die gesamte Reihe deiner Ahnen. Auch diejenigen, die zum Zeitpunkt deiner Geburt bereits gestorben waren.

Du nimmst eine große Zahl an Menschen und vielleicht auch anderer Wesen wahr. Die Einhörner und Drachen schirmen dich und dein Inneres Kind energetisch von ihnen ab. Ihr spürt

sie daher nur in abgeschwächter Form. Ihr werdet geschützt und könnt euch alles in Ruhe ansehen und wirken lassen.
Wenn du möchtest, kannst du mit deinem Inneren Kind auch auf einen Drachen steigen, über diesem Ort kreisen und dir das Ganze von oben ansehen. Oder du bleibst auf dem Boden und beobachtest von dort aus, was nun geschieht.
Die Einhörner und Drachen beginnen nun, in Achterschleifen oder Wellenlinien durch deine Ahnen hindurchzulaufen oder zu fliegen.
Dabei werden alle Verbindungen, die kraftraubend sind, zum Beispiel alle negativen Glaubenssätze und Überzeugungen deiner Familie, alle Verletzungen und Traumatisierungen von Familienmitgliedern, von dir und deinem Inneren Kind getrennt und durch reine, liebevolle Verbindungen ersetzt. Schuldgefühle werden transformiert. Du wirst in ganz neuer Art und Weise mit deinen Ahnen und deiner Familie verbunden. Ihr webt ein völlig neues Netz. Die Energien, die vielleicht vorher aus Erwartungen, Beurteilungen, Ängsten, Befürchtungen und Bewertungen bestanden haben, werden nun durch bedingungslose Liebe und gegenseitiges Annehmen, aber auch durch Abgrenzung, die Energie des Nein-Sagens und der Entschlusskraft ersetzt.
Die Einhörner und Drachen kümmern sich so lange um alle Verbindungen, bis alles durchtrennt wurde, was nicht bedingungslose Liebe ist.
Falls die Transformation nicht auf einmal bewerkstelligt werden kann, bitte die Einhörner und Drachen, die Verbindungen während der nächsten Tage, Wochen oder Monate weiter zu harmonisieren.

Nun entsteht eine riesengroße violette Flamme, die den gesamten Ort und deine Familie mit der violetten Energie der Vergebung und Transformation erfüllt. Alles, was bisher noch nicht erlöst werden konnte, wird nun in der violetten Flamme verbrannt.
Spüre die Erleichterung, als ob eine große Last von deiner Familie und von deinen Schultern genommen wird.
Auf einmal ergießt sich ein Sprühregen aus regenbogenfarbenem Licht ganz sanft auf dich und deine Familie. Ein glitzernder Sprühregen, in den sich auch die Farben Gold und Silber mischen. Vergebung, Gnade und Heilung regnet auf euch herab und erfüllt jede einzelne Person und jede Verbindung mit reiner, bedingungsloser Liebe.
Deine Familie, die Familienstrukturen und alle Traumata, die von Generation zu Generation weitergereicht wurden, dürfen hier und jetzt heilen.
Genieße die Energie und lasse es einfach geschehen.
Du musst jetzt nichts tun, nichts leisten, dich nicht anstrengen, dir nichts Besonderes vorstellen, alles geschieht ganz von selbst, nur dadurch, dass du dein Einverständnis gibst.
Und während der Sprühregen aus regenbogenfarbenem, heilsamem Licht auf euch herabströmt, haben einige Familienmitglieder vielleicht Botschaften für dich.
Dein Einhorn und dein Drache schützen dich während der gesamten Zeit. Falls jemand dir oder deinem Inneren Kind zu nahe kommen sollte, stellen sie sich dazwischen und helfen dir und deinem Inneren Kind, euch abzugrenzen.
Vielleicht ist auch noch ein spezielles Ritual mit einigen Personen notwendig, von denen du besonders viel übernommen

hast oder durch die sehr viel Verletzung geschehen ist.
Lasse nun die Personen, die noch eine Botschaft haben, einen nach dem anderen zu dir treten und sprich mit ihnen. Sie teilen dir alles mit, was jetzt wichtig für dich ist.
Nimm dir Zeit dazu.
Und nun zieht sich der Sprühregen langsam zurück. Die Einhörner und Drachen lassen deine Familie und Ahnen langsam wieder verschwinden. Du stehst nun mit deinem Inneren Kind, den Drachen und Einhörnern allein an diesem Ort.
Die Einhörner und Drachen erfüllen euch mit liebevoller Energie. Der Drache ganz besonders deine männlichen Anteile, deinen Inneren Mann, deine rechte Körperseite und obere Körperhälfte. Und das Einhorn ganz besonders die weiblichen Anteile, deine Innere Frau, deine linke Körperseite und die untere Körperhälfte.
Genieße die Energieübertragung.
Nun bringen die Einhörner und Drachen dich langsam wieder zum Ausgangspunkt der Reise zurück. Zur Tür, durch die du am Anfang gegangen bist.
Bedanke dich bei dem Einhorn, dem Drachen und deinem Inneren Kind und verabschiede dich für diesen Moment von ihnen.
Betritt wieder den Raum deines Herzens. Sieh dich hier um, vielleicht erkennst du die eine oder andere Veränderung.
Komme nun langsam mit deiner Aufmerksamkeit wieder in deinen Körper zurück. Spüre deine Arme und Beine, bewege sie, nimm den Raum um dich herum wahr und öffne dann in deiner Zeit wieder deine Augen.

Meditation: Heilung der Ahnenreihen

Im Unterschied zur ersten Ahnen-Meditation trittst du in dieser Reise deiner Ahnenreihe im Erwachsenenalter gegenüber. Jede Generation übergibt der Generation vor ihr alle Belastungen, die sie aus der Ahnenreihe übernommen hat. Mithilfe der Drachen-Energie, die sehr stark transformierend wirkt, werden die Ahnenreihen geheilt.

Nimm ein paar tiefe Atemzüge und komme ganz in dir an. Spüre deinen Körper. Das, was in dir ist, und das, was außerhalb von dir ist. Spüre deinen gesamten Körper, vom Kopf bis zu den Füßen. Fühle die Luft um dich herum, ihre Kühle oder Wärme. Dann wende dich dem zu, was in dir ist. Nimmst du Ruhe oder Unruhe wahr, Stille oder Hektik, Wärme oder Kühle, Entspannung oder Anspannung?

Was löst die Beschäftigung mit deinen Ahnen in dir aus?

Wo in deinem Körper spürst du etwas, wenn du an deine Ahnen denkst? Gibt es eine Körperstelle, die sich bei dem Gedanken an deine Ahnen wohlig warm anfühlt?

Gibt es eine Körperstelle, die sich zusammenzieht oder kühl wird, in der du Druck spürst, sobald du an deine Ahnen denkst? Lasse diese Gefühle da sein, nimm sie an. Atme einfach ruhig weiter und bleibe bei dir.

Lasse dich nun in dich selbst hineinsinken. Langsam und behutsam. Du gelangst an einen wunderschönen, feinstofflichen Ort, an dem sich eine große Drachen-Höhle befindet. Eine Drachendame wartet dort auf dich. Nimm sie in Ruhe wahr. Ihr Name ist Tarakana.

Tarakana hat heute eine Botschaft zu deinen Ahnen für dich. Mache es dir unter einem ihrer Flügel gemütlich, wenn du möchtest, oder setze dich ihr gegenüber.
Sie beginnt, zu dir zu sprechen:
„Geliebtes Menschenkind. Ich spüre so viel Mitgefühl für dich, wenn ich dich vor der langen Reihe deiner Ahnen stehen sehe und spüre, welche Lasten du auf dich genommen hast. Es ist dir wahrscheinlich nicht einmal im Ansatz bewusst, wie stark diese Energien dich beschweren, und das ist auch gut so. Bereits wenige Generationen vor dir haben deine Ahnen Kriege, Hungersnöte, Seuchen, Folterungen und vieles mehr miterlebt.
Mein geliebtes Menschenkind, wisse, dass du all die Einstellungen, Erfahrungen, Ängste, Gefühle deiner Ahnen in dir trägst. Sowohl feinstofflich, in der sogenannten feinstofflichen DNA, aber auch grobstofflich. Jede deine Zellen trägt Erinnerungen an die Vergangenheit tatsächlich grobstofflich in sich. Es ist daher von unheimlich großer Bedeutung, Frieden mit diesen Erfahrungen zu schließen.
Ich möchte dich heute dabei unterstützen, die Beziehung zu deinen Ahnen zu heilen. Wisse, du hast all die Lasten deiner Ahnen auf dich genommen, weil du, genauso wie die Generationen vor dir, das Ziel hast, diese Lasten in reiner Liebe aufzulösen und all die dichte Energie, das Leid und die Schrecken deiner Vorfahren zu transformieren.
Jede neue Generation kommt auf die Erde, um die Vergangenheit zu heilen. Die Kinder, die nach Kriegen oder in der Kriegszeit gezeugt wurden, haben beispielsweise immer den Seelenauftrag, die Schrecken des Krieges zu heilen. Die Kinder, die in Zeiten des Mangels auf die Erde kommen, Fülle zu ver-

wirklichen. Vielleicht bekommst du langsam eine Idee davon, welche Aufgabe deine Eltern möglicherweise für diese Erde haben oder hatten. Deine Großeltern, deine Urgroßeltern ... Welche Aufgabe haben sich deine Kinder möglicherweise ausgesucht?

Ich möchte dich heute dabei unterstützen, alles, was aus deinen Ahnengenerationen hier und jetzt erlöst werden kann, zu transformieren und dir alle Energien und Kräfte zur Verfügung zu stellen, die du benötigst, um den Rest, der von dir noch weiter getragen werden muss, in Liebe und Frieden weiterzutragen.

Folge mir dazu in meine Höhle.

Wir gehen verschiedene Gänge entlang und kommen schließlich zu einer riesengroßen Höhlenkammer, die eher einem Festsaal oder einem Stadion gleicht. In der Mitte brennt ein großes Feuer und um das Feuer sitzen Tausende von Menschen.

Vielleicht erkennst du einige von ihnen. Deinen Vater, deine Mutter, deine Großeltern, aber auch Generationen nach dir. Deine Kinder, wenn du bereits Kinder hast, Neffen und Nichten.

Alle Köpfe drehen sich zu dir, die Menschen sehen dich feierlich an und verneigen sich vor dir. Vielleicht wunderst du dich über diesen Empfang. Wisse um die Bedeutung dieses Moments. Du hast die Möglichkeit, hier und jetzt sehr viel Heilung in deine Ahnenreihe zu tragen.

Stelle dich nun auf einer Seite des Raumes auf, mit dem Gesicht zur Wand. Ich, Tarakana, stelle mich neben dich. Du nimmst wahr, dass deine Ahnen und Ahninnen sich nun hinter dir aufstellen, dein Vater rechts hinter dir, deine Mutter links. Hinter deinem Vater seine Mutter und sein Vater, hinter deiner Mutter ihre Mutter und ihr Vater und so weiter.

Vor dir stehen nun deine Kinder, Enkelkinder, Nichten und Neffen. Falls es noch niemanden in der Ahnenreihe vor dir gibt, stelle ich, Tarakana, mich nun stellvertretend vor dich.
Die Personen oder Kinder, die vor dir stehen, oder ich, Tarakana, strecken nun ihre Hände aus. Es entstehen Feuerbälle in ihren Händen, mit kühlem, transformierendem Drachenfeuer. Alle Lasten, die sie von dir übernommen haben, fließen nun in diesen Feuerball. Drachenenergie erfüllt sie und du nimmst wahr, wie sich die Bälle zu verändern beginnen.
Die Generation nach dir überreicht dir nun ihre Feuerbälle, die zu einem Ball in deinen Händen verschmelzen. Spüre in diesen Ball hinein. Nimm wahr, welche Belastungen die Generation nach dir bisher getragen hat. Nimm alle Energien bewusst wieder zu dir zurück. Ich, Tarakana, übernehme den Feuerball. Du bemerkst, dass er Funken sprüht, wie eine Wunderkerze. Die Transformation hat bereits eingesetzt.
Wenn du bereit bist, drehe dich nun zu deinem Vater um. Schließe deine geistigen Augen und spüre in dich hinein, welche Lasten deines Vaters du in deinem Körper und Energiesystem trägst. Ängste, Verletzungen, Traurigkeit, Verzweiflung, Mangel, Schuldgefühle, Minderwertigkeitsgefühle. Nimm alles in Ruhe wahr.
Strecke nun deine Hände nach vorne aus. Ich, Tarakana, lasse nun ebenfalls einen Feuerball in deinen Händen entstehen. Spüre, wie alle Lasten, die du von deinem Vater trägst, nun in diesen Feuerball fließen. Ich lasse nun den Feuerball, der aus der Generation vor dir stammt, mit dem Feuerball in deinen Händen verschmelzen. Die Themen, die davon zu dir gehören, fließen in geheilter Weise in dein Energiesystem ein. Die The-

men, die deinem Vater gehören, bleiben im Feuerball gespeichert. Überreiche ihn deinem Vater, der bewusst alle Energien wieder zu sich zurücknimmt.
Wende dich nun deiner Mutter zu und spüre in dich hinein, welche Lasten deiner Mutter du in deinem Körper und Energiesystem trägst. Ängste, Verletzungen, Traurigkeit, Verzweiflung, Mangel, Schuldgefühle, Minderwertigkeitsgefühle. Nimm alles in Ruhe wahr.
Strecke nun deine Hände nach vorne aus. Wieder entsteht ein Feuerball in deinen Händen. Spüre, wie alle Lasten, die du von deiner Mutter trägst, nun in diesen Feuerball fließen. Überreiche ihn deiner Mutter, die bewusst all diese Energien wieder zu sich zurücknimmt.
Spüre, wie leicht und frei du dich auf einmal fühlst.
Und nun beginnt dein Vater, seinem Vater und seiner Mutter ebenfalls die Themen, die er für sie getragen hat, in Form von Feuerbällen zurückzugeben. Auch deine Großeltern reichen Feuerbälle an die Generation hinter ihnen weiter.
Auch in deiner Mutterlinie werden nun Themen immer weiter zurückgegeben.
Schließlich ist ein riesengroßer Feuerball entstanden. Ich, Tarakana, trage ihn feierlich in die Mitte der Höhle. Deine Ahnen versammeln sich um das Feuer.
Ich frage euch, ob ihr bereit seid, alle Belastungen, die ihr in den Ahnenreihen mit euch getragen habt, zu transformieren: Emotionen, Glaubenssätze, Verletzungen, alte Verträge, Gelübde, Versprechen, Schuldgefühle.
Ihr nickt und so lege ich den Ball ins Feuer. Es zischt laut und einige Funken sprühen aus dem Feuer heraus. Schließlich er-

lischt das Feuer und es bleibt ein goldenes Ei in der Mitte der Höhle liegen. Du hörst ein leises Knacken und schon erkennst du einen Riss in der goldenen Eierschale. Es werden immer mehr Risse und schließlich bricht die Schale auseinander. Ein Drachenkind ist auf die Welt gekommen. Dieser Drache hat sich als Hüter oder Hüterin deiner Ahnenreihe zur Verfügung gestellt und wächst nun unaufhörlich. Innerhalb kürzester Zeit ist er zu einem erwachsenen Drachen herangewachsen.
Gehe auf ihn zu. Spüre die liebevolle Energie, die er ausstrahlt. Vielleicht verrät der Drache dir seinen Namen.
Der Hüter deiner Ahnenreihe bittet euch nun, euch wieder hintereinander aufzustellen, wie vorher, als ihr einander die Feuerbälle übergeben habt. Der Drache geht nun in die allerletzte Reihe und beginnt, seine Drachenenergie zu verströmen. Alle Verletzungen, Nöte, Ängste und der Mangel, den diese Menschen empfinden, darf nun geheilt werden. Der Drache geht Reihe um Reihe nach vorne, gelangt schließlich zu deinen Urgroßeltern, deinen Großeltern, deinen Eltern. Spüre die warme, liebevolle Energie, die jetzt von deiner Ahnenreihe zu dir strömt. All die Weisheit, Liebe und Lebenserfahrung deiner Ahnenreihe vermittelt dir vielleicht ein Gefühl des Schutzes und des Rückhalts. Die Lasten sind verschwunden.
Auch deine Eltern werden nun mit liebevoller Drachen-Energie erfüllt.
Nun bist du an der Reihe. Genieße die Energie.
Und schließlich geht der Drache zur nächsten Generation. Falls diese leer sein sollte, stelle ich, Tarakana, mich wieder vor dich. Auch die Lasten der Generation nach dir werden nun geheilt.
Du bemerkst nun, dass sich die Decke der Höhle öffnet und

von oben ein starkes Licht auf euch herabstrahlt. Alle Ahnen und Ahninnen, für die es nun Zeit ist, zu gehen, verlassen diesen Ort und machen sich auf den Weg ins Licht. Sie winken dir zu und du spürst ihre Dankbarkeit und Liebe.
Fühle den Frieden, der sich in dir ausbreitet.
Wisse, dass dieser Ort und der Hüter deiner Ahnenreihe dir ab sofort immer zur Verfügung stehen.
Verabschiede dich nun von allen Menschen, die sich noch an diesem Ort befinden. Ich führe dich nun aus der Höhle hinaus. Wir machen es uns vor dem Eingang gemütlich. Lege dich unter meinen Flügel. Meine liebevolle, kraftvolle Drachen-Energie fließt nun in dich ein.
Ich habe nun noch eine Botschaft für dich. Nimm dir Zeit, alles wahrzunehmen, was jetzt wichtig für dich ist.
Ich verabschiede mich für heute von dir. Auf dich wartet nun ein neues Leben, viele Belastungen durften dein Energiesystem und deinen Körper verlassen. Lasse dir Zeit, dich an die neuen Energien zu gewöhnen. Überstürze nichts.
Komme nun langsam mit deiner Aufmerksamkeit wieder in deinen Körper zurück. Spüre deine Arme und Beine, bewege sie, nimm den Raum um dich herum wahr und öffne dann in deiner Zeit wieder deine Augen.

Botschaft von Maria zum Thema Zeugung

Geliebte Frau, geliebter Mann,
wenn sich ein Mann und eine Frau in der Dualität der Erde zusammenfinden, um sich körperlich zu vereinigen, dann kann das in Liebe und durch energetische und spirituelle Verschmelzung geschehen

oder auch in einem Akt der rein körperlichen Verbindung.
Wir, die geistige Welt, werten niemals. Es gibt für uns keinen qualitativen Unterschied, es ist nichts von beiden spiritueller oder weniger spirituell. Es handelt sich einfach um eine andere energetische Qualität.
Die Verbindung in Liebe, die Verschmelzung zweier Herzen und zweier Körper ist etwas sehr Besonderes. Es ist einer der Gründe, warum ihr Menschen auf der Erde in zwei Geschlechtern inkarniert und wozu die geschlechtlichen Unterschiede auf der Erde existieren.
Die Pole männlich und weiblich sind zwei sehr gegensätzliche Pole. Wie ihr wisst, vereinigt jeder von euch beide Pole in sich, unabhängig davon, ob ihr in einem männlichen oder weiblichen Körper inkarniert seid.
Ihr ergänzt einander und seid immer gemeinsam ein energetisches Ganzes. In dem Moment, in dem ihr körperlich zueinander findet, ergeben eure beiden Pole immer ein Ganzes.
Zum besseren Verständnis ein Beispiel: Wenn eine Frau 70 % Yin-Qualität, also weibliche Energie, und 30 % Yang-Qualität, also männliche Energie, lebt, dann ist bei ihrem Partner im Moment der Vereinigung immer das gegensätzliche Verhältnis vorhanden, also 70 % Yang und 30 % Yin.
Wohlgemerkt, ich spreche vom Augenblick der Vereinigung, nicht von davor und nicht von danach. Das Gesetz der Resonanz trifft auch in diesem Fall zu. Eine Frau zieht einen Partner an, der genau das Gegenstück zu ihr bildet. Vor allem auch in der Sexualität. Wobei sich daraus dann auch Konsequenzen für den Alltag und den Rest des Lebens ergeben. Ein Mann, der in der Vereinigung sehr weiblich ist, wird auch im Alltag wahrscheinlich eher weiblich agieren und umgekehrt.
Das heißt die männliche und weibliche Energie beider Partner trifft aufeinander, es kommt zu einer energetischen Verschmelzung und zum Austausch von Körperflüssigkeiten. Darin ist Genmaterial vor-

handen, das weit mehr beinhaltet als die Möglichkeit, neues Leben zu erschaffen. In der DNA ist die gesamte energetische, emotionale, mentale und körperliche Existenz jedes Menschen enthalten: Die Gegenwart, die Zukunft und die Vergangenheit, auch die Energie eurer früheren Inkarnationen, die Art, wie ihr mit euch, mit dem Leben und mit eurem Körper umgeht. In diesem grobstofflichen Verschmelzen, im Austausch der Körperflüssigkeiten geschieht auch ein energetischer Austausch. D. h. jede Form der körperlichen Verschmelzung kann für euch extrem bereichernd und vervollständigend sein. Denn in der körperlichen Vereinigung kommunizieren eure beiden Lebensrealitäten miteinander.

Sobald es zu einer Verschmelzung von Ei- und Samenzelle kommt, stellt das einerseits die körperliche Möglichkeit dar, ein Kind zu zeugen, andererseits auch die energetische Verschmelzung der beiden Lebensrealitäten, die etwas Neues erzeugen: eine neue Bindung, eine neue Qualität. Ein gemeinsames Ganzes, wie zwei Puzzleteile, die sich zueinander fügen. Aus energetischer Sicht verschmelzen bei der Vereinigung von Ei- und Samenzelle die Energiequalitäten von Mann und Frau miteinander. Es geschieht Heilung. Immer!

Im Prozess der Zeugung verbinden sich die Lebensrealitäten der beiden Partner auf einer höheren Ebene miteinander. Sie erzeugen eine neue energetische Qualität, eine neue Beziehungsqualität. Es ist wie ein Raum, der geöffnet wird, ein Beziehungsraum, ein kreativer Raum. Es handelt sich bei diesem Raum um einen sehr starken Manifestationsraum, fast wie eine Schnittstelle zwischen Grob- und Feinstofflichkeit. Dieser Raum bietet die Möglichkeit, dass ein Kind hineingeboren wird. Es kann aber auch sein, dass dieser Raum mit etwas anderem gefüllt wird. Es kann sein, dass es zwar zu einer Verschmelzung von Ei- und Samenzelle kommt, aber kein Kind daraus entsteht oder es zu einer

Fehlgeburt oder Abtreibung kommt. Egal, wie es nach der Zeugung weitergeht, dieser gemeinsame Raum wird immer erzeugt und es liegt an den Partnern, ihn mit etwas zu füllen oder ihn auch nicht zu nutzen. Es kann sich dabei um gemeinsame Projekte handeln oder das Genießen der gemeinsamen Liebe, die Gestaltung der gemeinsamen Wohnung, einen Hausbau, ein Tier, das man gemeinsam versorgt, ein Hobby, das man miteinander teilt.
Wichtig ist aber auch: Wenn es niemals zu einer Vereinigung von Ei- und Samenzelle kommt, entsteht der Beziehungsraum nicht. Wenn es in einer Beziehung nicht zu einer Vereinigung in dieser Form kommt, müssen die Partner viel mehr an ihrer Beziehung arbeiten, um ein gemeinsames Beziehungsfeld zu manifestieren, weil der Raum nicht von selbst entsteht.
Wenn es zur Zeugung eines Kindes kommt, wird in diesem Raum Platz für den Körper des Kindes geschaffen. Der Körper wächst in diesem Raum heran und die Seele des Kindes verbindet sich über den Beziehungsraum mit den Energien von Vater und Mutter.
Je länger das Kind im Bauch der Mutter heranwächst, umso stärker wird der Energieaustausch, die Verbindung dieser drei Seelen. D. h. jede Schwangerschaft, auch wenn es zu einem Abbruch oder zu einer Fehlgeburt kommt, tut sehr viel mit einem Paar und mit dem Beziehungsraum. Es ist daher wesentlich, wie Paare damit umgehen, ein Kind gezeugt zu haben: Ob eine gemeinsame Sinnfindung stattfindet und eine gemeinsame Entscheidung für oder gegen das Kind. Wobei es wieder keine Wertung gibt. Es sind einfach unterschiedliche Erfahrungen, wie man mit der Tatsache umgeht, dass ein Kind gezeugt wurde.

Sobald der Beziehungsraum, den Meisterin Maria in ihrer Botschaft beschreibt, entstanden ist, besteht die Möglichkeit, eine Seele zur

Inkarnation einzuladen. Diese Einladung kann bewusst (z. B. mithilfe der Meditation „Einladen einer inkarnationsbereiten Seele") oder unbewusst erfolgen.
Die Seele verbindet sich ca. 6–9 Monate vor der Zeugung bereits mit den Eltern, auch wenn diese sich im Alltag noch gar nicht kennen sollten, und bereitet ihre eigene Ankunft vor. Das heißt, dass die Seele des Kindes bereits in Kontakt zu den Eltern tritt, lange bevor der Beziehungsraum entstanden ist.
Die Energien der ungeborenen Seele wirken auf das Eltern- oder Familiensystem, weben sich also in das Lichtgitternetz der Familie ein, und dadurch passieren auch schon vor der Zeugung kraftvolle Prozesse mit den Eltern. Es kann sein, dass es irdisch gesehen zu Krisen oder Konflikten kommt, dass alte Themen aufbrechen, weil die Seele des Kindes die zukünftigen Eltern auf ihre Ankunft vorbereitet.
Wenn dann ein Embryo gezeugt wurde, verbindet sich die Seele langsam mit diesem Embryo, und zwar in der Form, dass zuerst eine feinstoffliche Verbindung, wie ein goldener Faden zwischen Seele und Embryo, entsteht.
Es ist ein wenig so, als ob man sich ein maßgefertigtes Kleid nähen lässt. Während man auf das Kleid wartet, kann man es noch nicht tragen, aber es ist klar definiert, dass dieses Kleid einmal der Person gehören wird, für die es gefertigt wird. Ähnlich verhält es sich mit dem Körper des Babys, der für die jeweilige Seele maßgefertigt wird.
Entscheidende Dinge passieren schon bei der Zeugung, die kein zufälliger Akt ist, sondern ein Akt, der auf seelischer Ebene schon sehr lange geplant und vorbereitet wird und immer zu einem ganz besonderen Zeitpunkt passiert.

Manchmal ist dies auch astrologisch oder numerologisch erkennbar, aber auch wenn die Eltern keinen Bezug zum Zeugungsdatum haben, ist es sicher, dass es sich auf einer höheren Ebene immer um einen ganz besonderen, bedeutsamen Zeitpunkt handelt.
Der Körper des Kindes wird maßgefertigt und die Seele des Kindes, die sich noch vorwiegend in der geistigen Welt aufhält, kümmert sich um ihn, ähnlich wie die Energie eines Lichtwesens. Die Seele des Kindes steuert selbst Entwicklungen, behütet auch die Mutter und die Gebärmutter und kümmert sich um das Energiesystem von Mutter und Vater. Daher passiert in der Schwangerschaft mit beiden Eltern sehr viel. Die Energie des Kindes wird immer präsenter, je länger die Schwangerschaft andauert.
Am Anfang ist die Energie des Kindes sehr feinstofflich, also vor der Zeugung kaum spürbar. Direkt nach der Zeugung kann man die Energie des Babys mit einer Engelenergie vergleichen, die in den neun Monaten der Schwangerschaft immer grobstofflicher wird und sich immer mehr mit dem Babykörper verbindet.
Ungefähr 6-9 Monate vor der Zeugung (egal, ob sich die Eltern zu diesem Zeitpunkt schon kennen oder nicht) werden seelische Themen der Eltern durch die Seele des Babys an die Oberfläche gebracht. Damit erhalten die Eltern die Möglichkeit, sich mit diesen Themen bewusst auseinanderzusetzen und wenn nötig Hilfe von außen in Anspruch zu nehmen. Es handelt sich hier um Blockaden oder Herausforderungen, die in den äußeren drei Auraschichten gespeichert sind: karmische Blockaden körperlicher, emotionaler oder mentaler Natur, alte Traumata, alle Themen des Inneren Kindes.

Meditation: Vorbereitung der Zeugung (Frau)

Bei dieser Reise lernt man ein Krafttier kennen, das die Frau bei einer Reise in ihre Gebärmutter, zu ihren Eierstöcken und Eileitern begleitet. Das Krafttier harmonisiert die Körperteile, die disharmonisch, kraftlos oder krank sind. Es verströmt dort Heilungsenergie und regt Selbstheilungsprozesse an.

Schließe deine Augen und nimm ein paar tiefe Atemzüge. Komme ganz in deiner Mitte an.
Dein Unterbauch dehnt sich beim Einatmen aus und die Luft dringt bis in alle Winkel deiner Lunge. Stelle dir vor, dass du beim Einatmen kleine Wölkchen aus goldenem Licht in dich aufnimmst. Die Wölkchen sind Zauberwölkchen, sie sind mit den Emotionen und Zuständen gefüllt, die du im Moment gerade brauchst. Du brauchst nur zu bestimmen, was die Zauberwölkchen enthalten sollen. Beispielsweise: Ruhe, Frieden, Geborgenheit, Liebe, Intuition, Vertrauen.
Bei jedem Einatmen saugst du die Energiewölkchen in dich ein und die goldene Energie verteilt sich in deinem ganzen Körper, in deiner Aura und deinen Chakren und wird von jeder Zelle aufgenommen.
Stelle dir nun vor, du befindest dich auf einer wunderbaren, grünen Frühlingswiese. Die Sonne scheint auf dich herab, in der Nähe plätschert ein Bach. Die Vögel zwitschern. Du fühlst dich hier absolut wohl.
Am Rande der Wiese befindet sich ein Wald und du gehst auf ihn zu. Du bemerkst einen Weg, der in den Wald hineinführt. Als du den Wald betrittst, hast du den Eindruck, dass dich die

Bäume und die Tiere des Waldes und alle Wesen des Waldes willkommen heißen und sich freuen, dass du da bist. Die Sonne schimmert durch die Baumkronen und sorgt dafür, dass du genügend Licht hast. Du gehst immer tiefer in den Wald, der Weg führt bergauf, sanft einen Berghang hinauf. Schließlich endet der Weg an einer Felswand. Du bemerkst den Eingang in eine Höhle, aus der ein wunderschönes, goldenes Leuchten dringt, das dich wie magisch anzieht. Du betrittst die Höhle, die mit dem goldenen Leuchten völlig erfüllt ist. Du fühlst dich vollkommen sicher und behütet und weißt, dass du in dieser Höhle absolut willkommen bist.
In der Mitte der Höhle befindet sich ein Sitzplatz für dich, der sehr einladend aussieht. Lasse dich darauf nieder und schließe deine geistigen Augen. Auf einmal spürst du eine liebevolle, lichtvolle, angenehme Energie. Du weißt, dass dein Krafttier, das dich unterstützen und führen möchte, die Höhle betreten hat. Wenn du bereit bist, öffnest du die Augen und nimmst dein Krafttier wahr. Vielleicht siehst du es vor dir oder du hörst es, fühlst es oder riechst es. Lasse dir Zeit – und wenn du es noch nicht klar wahrnehmen kannst, bitte dein Krafttier, sich dir noch klarer und deutlicher zu zeigen.
Wenn du möchtest, kannst du dein Krafttier jetzt bitten, deinen Unterbauch zu berühren und seine reine, lichtvolle Heilungsenergie in dich einfließen zu lassen. Sie strömt besonders in deine Gebärmutter, deine Eileiter und deine Eierstöcke. Lasse die Energie einige Zeit wirken und spüre die wohltuende Veränderung in deinem Körper.
Langsam beendet das Krafttier seine Harmonisierung. Es deutet dir, aufzustehen, und führt dich jetzt weiter in die Höhle

hinein. Dort befindet sich ein Gang mit mehreren Abzweigungen. Dein Krafttier führt dich sicher den Gang entlang. Folge ihm vertrauensvoll. Auf einmal weißt du, dass ihr einen Weg entlanggeht, der euch direkt in das Innere deines Körpers führen wird, und zwar in deine Gebärmutter.
Schließlich gelangt ihr zu einer goldenen Tür. Sie schwingt auf und ihr betretet den Raum dahinter. Sieh dich in Ruhe um. Wahrscheinlich nimmst du deine Gebärmutter als eine Art Hohlraum wahr, möglicherweise sieht der Raum aber auch vollkommen anders aus. Versuche nicht, dir irgendetwas vorzustellen, sondern bei deiner Wahrnehmung zu bleiben.
Dein Krafttier beginnt nun, deine Gebärmutter zu harmonisieren. Es reinigt den Raum, entfernt alle Schlacken, alle Verschmutzungen, alle Verklebungen, allen Staub, alles Schwarze, Dunkle, alles, was nicht harmonisch aussieht. Dann beginnt dein Krafttier, seine Heilungsenergie zu verströmen. Vielleicht gibt es auch heilende Töne von sich oder berührt Teile des Raumes in liebevoller Weise. Beobachte, wie alles um dich herum immer harmonischer und friedlicher wird, und genieße den Prozess.
Vielleicht bemerkst du die eine oder andere Veränderung in deiner Umgebung, möglicherweise eine höhere Schwingung oder andere Farben. Sieh dich um. Falls du eine Stelle erkennst, die noch nicht harmonisch wirkt, bitte dein Krafttier, sich besonders intensiv um sie zu kümmern.
Dein Krafttier reicht dir jetzt einen großen Farbtopf mit goldener Farbe und einen Pinsel. Tauche den Pinsel tief in die goldene Farbe ein und beginne dann, deine Umgebung golden anzustreichen. Du brauchst nicht sparsam mit der Farbe sein.

Trage sie ruhig dick auf. Dein Krafttier unterstützt dich dabei. Sieh dich nun noch einmal in der Umgebung um. Siehst du die eine oder andere Veränderung? Nimm alles in Ruhe wahr.
Du bemerkst nun, dass sich an einem Ende der Gebärmutter zwei Röhren oder Gänge befinden, links und rechts. Es handelt sich um deine Eileiter. Sie führen zu den beiden Eierstöcken.
Dein Krafttier führt dich in einen dieser Gänge. Sieh dich in Ruhe in ihm um. Dein Krafttier beginnt nun, deinen Eileiter zu harmonisieren. Es reinigt den Gang, entfernt alle Schlacken, alle Verschmutzungen, alle Verklebungen, allen Staub, alles Schwarze, Dunkle, alles, was nicht harmonisch aussieht. Dann beginnt dein Krafttier, seine Heilungsenergie zu verströmen. Vielleicht gibt es auch heilende Töne von sich oder berührt Teile des Eileiters in liebevoller Weise. Beobachte, wie alles um dich herum immer harmonischer und friedlicher wird, und genieße es.
Du bemerkst, dass du noch immer den Farbtopf mit goldener Farbe und den Pinsel bei dir trägst. Tauche den Pinsel wieder tief in die goldene Farbe ein und beginne dann, deine Umgebung golden anzustreichen. Du brauchst nicht sparsam mit der Farbe sein. Trage sie ruhig dick auf. Dein Krafttier unterstützt dich dabei.
Sieh dich in deiner Umgebung um. Siehst du die eine oder andere Veränderung? Nimm alles in Ruhe wahr.
Dein Krafttier führt dich weiter. Ihr gelangt in den Eierstock. Sieh dich in Ruhe in ihm um. Dein Krafttier beginnt nun, deinen Eierstock zu harmonisieren. Es reinigt ihn, entfernt alle Schlacken, alle Verschmutzungen, alle Verklebungen, allen Staub, alles Schwarze, Dunkle, alles, was nicht harmonisch

aussieht. Dann beginnt dein Krafttier, seine Heilungsenergie zu verströmen. Vielleicht gibt es auch heilende Töne von sich oder berührt Teile des Eierstocks in liebevoller Weise. Beobachte, wie alles um dich herum immer harmonischer und friedlicher wird, und genieße es.
Tauche den Pinsel wieder tief in die goldene Farbe ein und beginne dann, deine Umgebung golden anzustreichen. Dein Krafttier unterstützt dich dabei.
Sieh dich in deiner Umgebung um. Siehst du die eine oder andere Veränderung? Nimm alles in Ruhe wahr.
Und nun führt dein Krafttier dich wieder zurück durch den Eileiter in die Gebärmutter. Ihr betretet den zweiten Eileiter.
Dein Krafttier führt dich in den Gang hinein. Sieh dich in Ruhe in ihm um. Dein Krafttier beginnt nun, auch diesen Eileiter zu harmonisieren. Es reinigt den Gang, entfernt alle Schlacken, alle Verschmutzungen, alle Verklebungen, allen Staub, alles Schwarze, Dunkle, alles, was nicht harmonisch aussieht. Dann beginnt dein Krafttier, seine Heilungsenergie zu verströmen. Vielleicht gibt es auch heilende Töne von sich oder berührt Teile des Eileiters in liebevoller Weise. Beobachte, wie alles um dich herum immer harmonischer und friedlicher wird, und genieße es.
Tauche den Pinsel tief in die goldene Farbe ein und beginne dann, deine Umgebung golden anzustreichen. Dein Krafttier unterstützt dich dabei.
Dein Krafttier führt dich weiter. Ihr gelangt in den zweiten Eierstock. Sieh dich in Ruhe in ihm um. Dein Krafttier beginnt nun, auch diesen Eierstock zu harmonisieren. Es reinigt ihn, entfernt alle Schlacken, alle Verschmutzungen, alle Verkle-

bungen, allen Staub, alles Schwarze, Dunkle, alles, was nicht harmonisch aussieht. Dann beginnt dein Krafttier, seine Heilungsenergie zu verströmen. Vielleicht gibt es auch heilende Töne von sich oder berührt Teile des Eierstocks in liebevoller Weise. Beobachte, wie alles um dich herum immer harmonischer und friedlicher wird, und genieße es.
Tauche den Pinsel wieder tief in die goldene Farbe ein und streiche deine Umgebung golden an. Dein Krafttier unterstützt dich dabei.
Sieh dich in deinem Eierstock um. Siehst du die eine oder andere Veränderung? Nimm alles in Ruhe wahr.
Bedanke dich nun bei deinem Krafttier. Es führt dich wieder in die Gebärmutter zurück und ihr geht durch die goldene Tür, den Gang entlang, bis ihr wieder in der Höhle angelangt seid, in der du deinem Krafttier begegnet bist. Verabschiede dich von deinem Krafttier.
Verlasse die Höhle. Dein Krafttier bleibt zurück. Mit einem Gefühl der inneren Freude und Dankbarkeit gehst du den Weg wieder hinab, durch den Wald. Spüre noch einmal, wie willkommen und geliebt du hier bist. Dann gelangst du auf die Frühlingswiese und spürst noch einmal die warmen Sonnenstrahlen. Atme den Duft der Blumenwiese tief in dich ein und spüre die Wärme und Geborgenheit.
Du kannst jederzeit an diesen besonderen Ort zurückkehren. Genieße die Umgebung nun noch einen Moment.
Komme nun langsam mit deiner Aufmerksamkeit wieder in deinen Körper zurück. Spüre deine Arme und Beine, bewege sie, nimm den Raum um dich herum wahr und öffne dann in deiner Zeit wieder deine Augen.

Meditation: Vorbereitung der Zeugung (Mann)

Bei dieser Reise lernt der Mann ein Krafttier kennen, das ihn bei einer Reise in die Prostata, zu Samenleitern und Hoden begleitet. Das Krafttier harmonisiert energetisch die Körperteile, die disharmonisch, kraftlos oder krank sind. Das Krafttier verströmt Heilungsenergie und stößt Selbstheilungsprozesse an.

Schließe deine Augen und nimm ein paar tiefe Atemzüge. Komme ganz in deiner Mitte an.
Dein Unterbauch dehnt sich beim Einatmen aus und die Luft dringt bis in alle Winkel deiner Lunge. Stelle dir vor, dass du beim Einatmen Energiewolken aus goldenem Licht in dich aufnimmst. Die Wolken sind mit den Emotionen und Zuständen gefüllt, die du im Moment gerade brauchst. Du brauchst nur zu bestimmen, was die Wolken enthalten sollen. Beispielsweise: Ruhe, Frieden, Kraft, Liebe oder Vertrauen.
Bei jedem Einatmen saugst du die goldene Energie in dich ein und sie verteilt sich in deinem ganzen Körper, in deiner Aura und deinen Chakren und wird von jeder Zelle aufgenommen.
Stelle dir nun vor, du befindest dich auf einer wunderbaren, grünen Frühlingswiese. Die Sonne scheint auf dich herab, in der Nähe plätschert ein Bach. Du fühlst dich hier absolut wohl.
Am Rande der Wiese befindet sich ein Wald und du gehst auf ihn zu. Du bemerkst einen Weg, der in den Wald hineinführt. Als du den Wald betrittst, fühlst du, dass dich die Bäume und die Tiere des Waldes und alle Wesen des Waldes willkommen heißen und sich freuen, dass du da bist. Die Sonne schimmert

durch die Baumkronen und sorgt dafür, dass du genügend Licht hast. Du gehst immer tiefer in den Wald, der Weg führt bergauf, sanft einen Berghang hinauf. Schließlich endet der Weg an einer Felswand. Du bemerkst den Eingang in eine Höhle, aus der ein wunderschönes, goldenes Leuchten dringt, das dich wie magisch anzieht. Du betrittst die Höhle, die mit dem goldenen Leuchten völlig erfüllt ist. Du fühlst, dass du in dieser Höhle absolut willkommen bist.

In der Mitte der Höhle befindet sich ein Sitzplatz für dich, der sehr einladend aussieht. Lasse dich darauf nieder und schließe deine geistigen Augen. Auf einmal spürst du eine kraftvolle, angenehme Energie. Du weißt, dass dein Krafttier, das dich unterstützen und führen möchte, die Höhle betreten hat. Wenn du bereit bist, öffnest du die Augen und nimmst dein Krafttier wahr. Vielleicht siehst du es vor dir oder du hörst es, fühlst es oder riechst es. Lasse dir Zeit – und wenn du es noch nicht klar wahrnehmen kannst, bitte dein Krafttier, sich dir noch klarer und deutlicher zu zeigen.

Wenn du möchtest, kannst du dein Krafttier jetzt bitten, deinen Unterbauch zu berühren und seine reine, lichtvolle Heilungsenergie in dich einfließen zu lassen. Sie strömt besonders in deine Prostata, deine Samenleiter und Hoden. Lasse die Energie einige Zeit wirken und spüre die wohltuende Veränderung in deinem Körper.

Langsam beendet dein Krafttier seine Harmonisierung. Es deutet dir, aufzustehen, und führt dich jetzt weiter in die Höhle hinein. Dort befindet sich ein Gang mit mehreren Abzweigungen. Dein Krafttier führt dich sicher den Gang entlang. Folge ihm vertrauensvoll. Auf einmal weißt du, dass ihr einen

Weg entlanggeht, der euch direkt in das Innere deines Körpers führen wird, und zwar in deine Prostata.
Schließlich gelangt ihr zu einer goldenen Tür. Sie schwingt auf und ihr betretet den Raum dahinter. Sieh dich in Ruhe um. Dein Krafttier beginnt nun, deine Prostata zu harmonisieren. Es reinigt den Raum, entfernt alle Schlacken, alle Verschmutzungen, alle Verklebungen, allen Staub, alles Schwarze, Dunkle, alles, was nicht harmonisch aussieht. Dann beginnt dein Krafttier, seine Heilungsenergie zu verströmen. Vielleicht gibt es auch heilende Töne von sich oder berührt Teile des Raumes in liebevoller Weise. Beobachte, wie alles um dich herum immer harmonischer und friedlicher wird, und genieße es.
Vielleicht bemerkst du die eine oder andere Veränderung in deiner Umgebung, möglicherweise eine höhere Schwingung oder andere Farben. Sieh dich um. Falls du eine Stelle erkennst, die noch nicht harmonisch wirkt, bitte dein Krafttier, sich besonders intensiv um sie zu kümmern.
Dein Krafttier reicht dir jetzt einen großen Farbtopf mit goldener Farbe und einen Pinsel. Tauche den Pinsel tief in die goldene Farbe ein und beginne dann, deine Umgebung golden anzustreichen. Du brauchst nicht sparsam mit der Farbe sein. Trage sie ruhig dick auf. Dein Krafttier unterstützt dich dabei.
Sieh dich nun noch einmal in der Umgebung um. Siehst du die eine oder andere Veränderung? Nimm alles in Ruhe wahr.
Du bemerkst nun zwei Röhren oder Gänge, die aus deiner Prostata hinausführen. Es handelt sich um deine Samenleiter. Sie führen zu den beiden Hoden.
Dein Krafttier führt dich in einen dieser Gänge. Sieh dich in Ruhe in ihm um. Dein Krafttier beginnt nun, deinen Samenlei-

ter zu harmonisieren. Es reinigt den Gang, entfernt alle Schlacken, alle Verschmutzungen, alle Verklebungen, allen Staub, alles Schwarze, Dunkle, alles, was nicht harmonisch aussieht. Dann beginnt dein Krafttier, seine Heilungsenergie zu verströmen. Vielleicht gibt es auch heilende Töne von sich oder berührt Teile des Samenleiters in liebevoller Weise. Beobachte, wie alles um dich herum immer harmonischer und friedlicher wird, und genieße es.
Du bemerkst, dass du noch immer den Farbtopf mit goldener Farbe und den Pinsel bei dir trägst. Tauche den Pinsel wieder tief in die goldene Farbe ein und beginne dann, deine Umgebung golden anzustreichen. Du brauchst nicht sparsam mit der Farbe sein. Trage sie ruhig dick auf. Dein Krafttier unterstützt dich dabei.
Sieh dich in deiner Umgebung um. Siehst du die eine oder andere Veränderung? Nimm alles in Ruhe wahr.
Dein Krafttier führt dich weiter. Ihr gelangt zum Hoden. Sieh dich in Ruhe hier um. Dein Krafttier beginnt nun, deinen Hoden zu harmonisieren. Es reinigt ihn, entfernt alle Schlacken, alle Verschmutzungen, alle Verklebungen, allen Staub, alles Schwarze, Dunkle, alles, was nicht harmonisch aussieht. Dann beginnt dein Krafttier, seine Heilungsenergie zu verströmen. Vielleicht gibt es auch heilende Töne von sich oder berührt Teile des Hodens in liebevoller Weise. Beobachte, wie alles um dich herum immer harmonischer und friedlicher wird, und genieße es.
Tauche den Pinsel wieder tief in die goldene Farbe ein und beginne dann, deinen Hoden golden anzustreichen. Dein Krafttier unterstützt dich dabei.

Sieh dich in deiner Umgebung um. Siehst du die eine oder andere Veränderung? Nimm alles in Ruhe wahr.

Und nun führt dein Krafttier dich wieder zurück durch den Samenleiter in die Prostata. Ihr betretet den zweiten Samenleiter.

Dein Krafttier führt dich in den Gang hinein. Sieh dich in Ruhe in ihm um. Dein Krafttier beginnt nun, auch diesen Samenleiter zu harmonisieren. Es reinigt den Gang, entfernt alle Schlacken, alle Verschmutzungen, alle Verklebungen, allen Staub, alles Schwarze, Dunkle, alles, was nicht harmonisch aussieht. Dann beginnt dein Krafttier, seine Heilungsenergie zu verströmen. Vielleicht gibt es auch heilende Töne von sich oder berührt Teile des Samenleiters in liebevoller Weise. Beobachte, wie alles um dich herum immer harmonischer und friedlicher wird, und genieße es.

Tauche den Pinsel tief in die goldene Farbe ein und beginne dann, deine Umgebung golden anzustreichen. Dein Krafttier unterstützt dich dabei.

Dein Krafttier führt dich weiter. Ihr gelangt zum zweiten Hoden. Sieh dich in Ruhe hier um. Dein Krafttier beginnt nun, auch diesen Hoden zu harmonisieren. Es reinigt ihn, entfernt alle Schlacken, alle Verschmutzungen, alle Verklebungen, allen Staub, alles Schwarze, Dunkle, alles, was nicht harmonisch aussieht. Dann beginnt dein Krafttier, seine Heilungsenergie zu verströmen. Vielleicht gibt es auch heilende Töne von sich oder berührt Teile des Hodens in liebevoller Weise. Beobachte, wie alles um dich herum immer harmonischer und friedlicher wird, und genieße es.

Tauche den Pinsel wieder tief in die goldene Farbe ein und

streiche deine Umgebung golden an. Dein Krafttier unterstützt dich dabei.
Sieh dich nun um. Siehst du die eine oder andere Veränderung? Nimm alles in Ruhe wahr.
Bedanke dich nun bei deinem Krafttier. Es führt dich wieder in die Prostata zurück und ihr geht durch die goldene Tür, den Gang entlang, bis ihr wieder in der Höhle angelangt seid, in der du deinem Krafttier begegnet bist. Verabschiede dich von deinem Krafttier.
Verlasse die Höhle. Dein Krafttier bleibt zurück. Mit einem Gefühl der Dankbarkeit gehst du den Weg wieder hinab, durch den Wald. Spüre noch einmal, wie willkommen und geliebt du hier bist. Dann gelangst du auf die Frühlingswiese und spürst noch einmal die warmen Sonnenstrahlen. Atme den Duft der Blumenwiese tief in dich ein und spüre die Wärme und Geborgenheit.
Du kannst jederzeit an diesen besonderen Ort zurückkehren. Genieße die Umgebung nun noch einen Moment. Komme nun langsam mit deiner Aufmerksamkeit wieder in deinen Körper zurück. Spüre deine Arme und Beine, bewege sie, nimm den Raum um dich herum wahr und öffne dann in deiner Zeit wieder deine Augen.

Botschaft von Maria zum Thema Reproduktionsmedizin

Geliebte Frau, geliebter Mann,
die Zeugung ist ein Akt göttlicher Schöpfung, ein Wunder, das ihr als Menschen niemals ganz fassen und vor allem nicht erzwingen könnt. Vieles, was bei einer Zeugung passiert, entzieht sich sowohl dem

menschlichen Verstand, als auch jeglichen wissenschaftlichen Untersuchungsmethoden.

Ihr könnt medizinisch sehr viel feststellen, beispielsweise Sperma, Gebärmutter, Eierstöcke und Eileiter untersuchen. Ihr könnt Hormone bestimmen und sogar Zeugungen in Reagenzgläsern durchführen. Doch die Magie der Zeugung, den reinen, schöpferischen Akt könnt ihr niemals ganz verstehen.

Es gibt so viele Einflussfaktoren, die eine Zeugung ermöglichen oder auch verhindern. Die Zeugung bis ins letzte Detail zu verstehen ist euch nicht möglich und soll euch niemals möglich sein. Hier ist der Punkt, wo ihr als Menschen nur vertrauen und darauf hoffen könnt, dass euch dieser göttliche Schöpferakt ermöglicht wird.

Es gibt so viele Fälle, in denen Kinder gezeugt werden, in denen es medizinisch gesehen fast unmöglich ist. Zeugungen, die zeitlich weit weg vom Eisprung stattfinden, oder Zeugungen, die nicht geschehen, obwohl es medizinisch kein Problem geben sollte. Fälle wie diese sollen euch deutlich vor Augen führen, dass der Akt der Zeugung etwas ist, worauf ihr keinerlei Zugriff habt.

Aus energetischer Sicht findet sie jenseits der irdischen Ebene, an einem Ort weit weg von dieser Welt statt.

In der Meditation zur Zeugung werdet ihr diesen Ort als den „See des Lebens" kennenlernen und einen kurzen Blick auf diesen See erhaschen können.

Aus all diesen Gründen ist es so wichtig, dass ihr loslasst und die Idee aufgebt, die Zeugung in irgendeiner Weise kontrollieren zu können, weil ihr mit eurem Wollen und dem Versuch der Kontrolle diesen göttlichen Akt stört. Es ist nichts dagegen einzuwenden, dass ihr euch untersuchen lasst, wenn euer Kinderwunsch unerfüllt bleibt. Die Erkenntnisse, die ihr daraus gewinnt, können hilfreich sein, zu verste-

hen, wo mögliche Blockaden für eine Zeugung liegen.
Vor allem ist alles hilfreich, was ihr auf eine Weise erforscht, die euch in eurer Entwicklung weiterbringt und zu eurem Wachstum beiträgt.
Es gibt Kinder der neuen Zeit, die sich Eltern aussuchen, die dann auch einen starken Kinderwunsch entwickeln, bei denen aber biologisch gesehen eine Zeugung ohne medizinische Unterstützung nicht möglich ist. Die Seele des Kindes sucht sich also einen Weg aus, der Reproduktionsmedizin notwendig macht.
Unter Umständen ist der Weg über die Medizin für die Entwicklung der zukünftigen Eltern wichtig. Es geht womöglich dabei um ein sehr deutliches „Ja" zu dem Kind. Also ein „Ja", bei dem sie bereit sind, Methoden der Reproduktionsmedizin in Anspruch zu nehmen.
Es handelt sich vielleicht um Eltern, die unbewusst sehr große Angst haben, Eltern zu werden, möglicherweise Angst vor der Verantwortung oder dem Vertrauen, das sie aufbringen müssen. Diesen Eltern legt das Kind eine sehr hohe Schwelle vor, über die sie steigen müssen, um das Kind zu empfangen. Sie müssen sozusagen ein sehr lautes, deutliches „Ja" von sich geben.
Aus spiritueller Sicht ist überhaupt nichts dagegen einzuwenden, Reproduktionsmedizin in Anspruch zu nehmen. Wenn eine Zeugung nur auf medizinischem Weg möglich ist, lässt sich nicht automatisch darauf schließen, dass das Kind nicht zu den Eltern kommen möchte.
Es ist ganz wichtig, dass ihr bei diesem Thema jegliche Wertung ausklammert und jeden Fall individuell betrachtet.
Bei Inanspruchnahme von Reproduktionsmedizin kann es für die Eltern auch darum gehen, Frieden mit der Schulmedizin zu schließen.
Vor sehr langer Zeit wurden in Atlantis schreckliche DNA-Manipulationen und grauenvolle Zucht-Experimente durchgeführt. Für viele Menschen ist der Weg über die Reproduktionsmedizin auf seelischer

Ebene eine Aussöhnung mit ihrem atlantischen Karma.
Im Sinne der Kinder der neuen Zeit ist es von großer Bedeutung, hier nicht von außen zu werten und jedem Menschen mit Kinderwunsch seinen eigenen Weg zuzugestehen.
Der Weg dient immer der Entwicklung der Seele, auch wenn es von außen manchmal anders aussehen mag. Hütet euch vor jeder Bewertung. Geht euren eigenen Weg und tut das, was sich in eurem Herzen und eurem Bauch stimmig anfühlt. Vor allem in eurem Herzen.

Meditation: Zeugung

Diese Meditation sollte nach der Zeugung durchgeführt werden (also nachdem die werdenden Eltern die Schwangerschaft festgestellt haben).
In der Meditation werden die Energiefelder von Ei- und Samenzelle energetisch gereinigt und mit bedingungsloser Liebe erfüllt. Besonders bei Zeugungen, die mit medizinischer Unterstützung (z. B. bei In-vitro-Fertilisation) stattgefunden haben, ist diese Meditation sehr hilfreich.

Mache es dir bequem, entspanne dich, komme ganz in dir an. Nimm ein paar tiefe Atemzüge und spüre, wie dein Atem dir dabei hilft, deine Energie in deinem Körper zu zentrieren. Alle Energie-Anteile von dir, die sich im Moment an anderen Orten befinden, kehren jetzt zu dir zurück. Vielleicht handelt es sich bei diesen Energie-Anteilen um Aufmerksamkeit, die bei anderen Personen ist. Alle Energie, die an verschiedenen Orten verstreut ist, kommt jetzt zu dir zurück. Du ziehst sie an wie ein Magnet und spürst, wie sich dein Körper immer mehr mit

Energie füllt und deine Aura immer kompakter und energiegeladener wird.
Spüre die Präsenz einiger hoher Lichtwesen um dich herum, unter anderem die Anwesenheit von Meisterin Maria und Meister Kuthumi. Die beiden möchten dich heute darin unterstützen, die Zeugung deines Kindes neu zu erleben und alle belastenden Aspekte, die mit ihr in Zusammenhang standen, zu transformieren.
Wenn du eine Frau bist, spüre, wie Meisterin Maria von hinten ihre Hände auf deine Schultern legt, und fühle ihre sanfte, liebevolle, unterstützende Energie. Als Mann nimm die Anwesenheit von Meister Kuthumi wahr. Und auch die anderen Lichtwesen sind bei dir und begleiten dich jetzt auf deiner Reise.
Sie erzeugen um dich herum eine rosafarbene Blase, in der du nun vollkommen mit der Energie der bedingungslosen Liebe aufgeladen wirst.
Spüre, wie die rosafarbene Energie alle Aspekte deines Selbst auflädt, durchleuchtet und durchschwingt: deinen Körper, deine Gefühle, deine Gedanken, Erfahrungen, Glaubenssätze, deine Beziehungen und vergangenen Beziehungen. Und auch alle seelischen Aspekte, Verletzungen und karmische Themen. Alles beginnt nun in der rosafarbenen Energie zu schwingen.
Die rosafarbene Blase mit all den Lichtwesen in ihr und um dich herum trägt dich nun an einen Ort, an dem sich der See des Lebens befindet. Dies ist ein ganz besonderer Ort, zu dem nur selten Menschen reisen, doch wenn sie es tun, können wahrlich Wunder geschehen.
Der See des Lebens ist mit einem ganz besonderen, magischen

Wasser gefüllt: dem Wasser des Lebens. In diesem Wasser entsteht alles, was sich auf der Erde manifestiert. Jeder Körper, jedes Lebewesen, das auf der Erde geboren wird, entstammt dem See des Lebens.
Sieh dir diesen magischen Ort an, bleibe aber noch ein wenig in der rosafarbenen Blase mit den Lichtwesen und Meisterin Maria oder Meister Kuthumi an deiner Seite.
Sieh den See still vor dir liegen, eingebettet in eine wunderschöne Landschaft. Er liegt in einer Art Talkessel, umgeben von hohen Bergen, die ihm eine gewisse Abgeschiedenheit verleihen. Das Wasser des Sees glitzert in allen Farben des Regenbogens. Eine Farbe ist aber vorherrschend: die Farbe Rosa.
Steige nun in den See des Lebens und spüre, wie sich die rosafarbene Blase langsam aufzulösen beginnt. Du spürst die Energie des magischen Wassers, das voller Liebe und Geborgenheit ist. Es hat genau die richtige Temperatur und schmiegt sich sanft und weich an deine Haut. Lasse dich von diesem heilsamen Wasser reinigen und aufladen. Nimm es über deine Poren auf. Deine Haut wird gestreichelt, gereinigt und mit bedingungsloser Liebe durchflutet.
Das Wasser strahlt und dringt durch deine Poren auch in deinen Körper und reinigt ihn von innen. Du spürst, dass du immer feinstofflicher wirst, dein Körper löst sich langsam auf.
Tauche ein wenig unter und lasse das Wasser auch durch deinen feinstofflichen Kopf, deinen Mund, deine Nase, deine Ohren und Augen fließen.
Die Lichtwesen sind bei dir. Du entdeckst, dass sich auch Wale und Delfine in diesem See befinden. Dir wird auf einmal klar,

dass der See mit Meerwasser gefüllt ist. Die Wale und Delfine begrüßen dich und laden dich ein, ein paar Runden mit ihnen zu schwimmen und zu tauchen. Lasse dich von ihnen durch das Wasser tragen, spiele mit ihnen und spüre ihre kraftvolle, lichtvolle Schwingung. Die ganz besondere Schwingung deiner Brüder und Schwestern vom Planeten Sirius, der Wale und Delfine, berührt dich tief.
Sie bringen dich nun an eine Stelle des Sees, an der heute die Zeugung deines Kindes neu stattfinden darf.
Ein Delfin holt etwas herbei und du erkennst, dass es die Eizelle ist, aus der dein Kind entstanden ist, die Eizelle von dir oder deiner Partnerin, die gemeinsam mit einer Samenzelle den Körper eures Kindes erschaffen hat.
Sieh dir die Eizelle an. Spüre hin, welche Energie sie ausstrahlt. Die Wale und Delfine sowie die Lichtwesen, die dich hierher begleitet haben, erfüllen die Eizelle nun mit bedingungsloser Liebe und mit allen Farben, Schwingungen und Energien, die sie für den Akt der Zeugung benötigt.
Vielleicht war die Mutter des Kindes, also du selbst oder deine Partnerin, im Moment der Zeugung des Kindes körperlich, emotional, mental oder seelisch belastet. Diese Energien sind dann auch in der Eizelle gespeichert. Doch nun wird sie gereinigt und mit liebevoller Schwingung und bedingungsloser Liebe aufgeladen. Sieh, wie sich die Eizelle zu verändern beginnt, aufblüht und eine völlig neue, harmonische Schwingung erhält.
Vielleicht beginnen die Wale und Delfine auch zu singen. Durch ihre liebevolle Zuwendung wird die Eizelle bereit für ihre Aufgabe. Sie kann sie freudig und voller Liebe annehmen. Sie wird vor allem mit Yin-Energie, der Energie, die sich hin-

gibt, erfüllt, da es ja ihre Aufgabe ist, die Samenzelle in sich aufzunehmen.
Ein Wal bringt nun die Samenzelle, aus der dein Kind in Vereinigung mit der Eizelle entstanden ist, herbei. Auch diese Zelle wird nun gereinigt und mit der Energie der bedingungslosen Liebe erfüllt.
Sieh, wie sich die Samenzelle zu verändern beginnt, wie sie aufblüht und eine völlig neue Schwingung erhält.
Die Samenzelle macht sich bereit für ihre Aufgabe. Sie kann sie nun freudig und voller Liebe annehmen. Sie wird vor allem mit Yang-Energie, der Energie, die zielgerichtet und kraftvoll agiert, aufgeladen, da es ja ihre Aufgabe ist, die Eizelle zu durchdringen.
Durch die Transformation der Energien von Ei- und Samenzelle wird auch die Situation der Zeugung zwischen dir und deinem Partner oder deiner Partnerin transformiert.
Die Energie der bedingungslosen Liebe, der Annahme der Situation, strahlt zu euch, erfüllt euch und verändert damit diesen Moment zwischen dir und deinem Partner oder deiner Partnerin auf feinstofflicher Ebene. Alle belastenden Energien, alle vergangenen Verletzungen werden transformiert, sodass nur mehr die Energie der bedingungslosen Liebe zwischen euch bleibt. Diese Energie benötigt dein Kind in diesem Moment, in dem es die Entscheidung trifft, einen Körper zu erschaffen, in dem seine Seele für ihr Erdenleben ein Zuhause finden wird.
Es bleibt in der Verantwortung deines Partners oder deiner Partnerin, wie er oder sie mit dieser Schwingungsveränderung umgeht. Es wird nur der Moment der Zeugung verwandelt, indem für euch drei ein Schwingungsfeld der bedingungslosen Liebe aufgebaut wird.

Nimm dir Zeit, die Veränderungen zu beobachten. Die Delfine und Wale singen weiter und lassen ihre Liebe in die Ei- und Samenzelle strahlen.
Die Lichtwesen senden Farben, Schwingungen und Liebe in Ei- und Samenzelle.
Wenn ihr bereit seid, dann darf das Wunder des Lebens geschehen. Du siehst, wie sich von oben eine strahlende Energie auf den See des Lebens, auf Ei- und Samenzelle herabsenkt, und du weißt in diesem Moment, dass dies die göttliche Quelle ist, die den Augenblick segnet und neues Leben entstehen lässt. Manche Menschen nennen es auch die Hand Gottes, die sich hier herabsenkt.
Du nimmst wahr, wie sich Ei- und Samenzelle vereinigen und ein Feuerwerk an Energie aus ihnen herausbricht, wie eine farbige, wunderschöne Explosion. Es ist vollbracht. Euer Kind wurde gezeugt.
Die Lichtwesen, Delfine und Wale jubeln, feiern diesen Moment, umarmen euch, freuen sich mit euch und sagen eurem Kind, dass es etwas ganz Besonderes ist. Sie teilen ihm mit, wie sehr sie sich freuen, dass es auf die Erde gekommen ist und bereit war, sich einen Körper zu erschaffen, in dem es Erfahrungen machen wird.
Sie feiern mit euch den Tag der Zeugung.
Und du siehst nun, wie sich rund um die vereinigte Ei- und Samenzelle ebenfalls eine rosafarbene Blase zu bilden beginnt. Die rosa Blase strahlt und funkelt und sendet rosafarbene Schwingung auf die verschmolzene Ei- und Samenzelle. Durch diese Energie beginnt diese neu geformte Zelle, sich zu vermehren. Sie teilt sich immer wieder und auch die neu ent-

standenen Zellen teilen sich weiter und es entstehen immer mehr Zellen. Dadurch dehnt sich auch die rosafarbene Blase immer mehr aus.

Dieser Prozess wird von der göttlichen Quelle gespeist und du weißt, du kannst darauf vertrauen, dass alles perfekt und harmonisch abläuft, auch wenn du dich jetzt langsam von diesem Ort verabschiedest und bald wieder in dein Alltagsbewusstsein zurückkehrst. Die Wale, Delfine und Lichtwesen werden sich jetzt weiter um den heranwachsenden Körper deines Kindes kümmern.

Sie werden auch die Energie der bedingungslosen Liebe aufrechterhalten, bis zum heutigen Tag und auch für alle Zukunft, sodass das Leben deines Kindes von der Energie der bedingungslosen Liebe erfüllt ist, jetzt und für immer.

Bedanke dich nun langsam bei den Lichtwesen, den Walen und Delfinen und mache dich bereit, diesen wunderbaren Ort der Schöpfung zu verlassen.

Komme nun langsam mit deiner Aufmerksamkeit wieder in deinen Körper zurück. Spüre deine Arme und Beine, bewege sie, nimm den Raum um dich herum wahr und öffne dann in deiner Zeit wieder deine Augen.

HEILUNGSPROZESSE BEI MANN UND FRAU

Sowohl bei der Zeugung eines Kindes als auch in der Elternrolle wird man häufig mit Geschlechterrollen, Stereotypen sowie der eigenen Weiblichkeit bzw. Männlichkeit konfrontiert.
Je mehr man in Frieden mit dem eigenen Geschlecht ist, desto besser kann man diese geheilten Rollen auch an das eigene Kind weitergeben.
In diesem Kapitel dienen zwei Meditationen dazu, die eigene Männlichkeit bzw. Weiblichkeit zu heilen.

Meditation: Heilung der Männlichkeit

Diese Meditation hilft Männern, sich von allen Klischees und anerzogenen Geschlechts-Stereotypen zu lösen und zur eigenen, heilen, ursprünglichen Männlichkeit zurückzukehren.

Mache es dir bequem, schließe die Augen und atme einige Male tief ins Becken.
Spüre, wie der Atem dir hilft, nun völlig zu dir zu kommen, in diesen Moment.
Jeder Atemzug sammelt deine Energie in dir und zentriert dich. Du bist bereit, dich ganz auf dich selbst, deine Gefühle, Gedanken und Körperwahrnehmungen zu konzentrieren.
Stelle dir nun vor, dass du dich an einem wunderschönen Ort in der Natur befindest. Die Landschaft wirkt sehr männlich auf dich. Vielleicht handelt es sich um einen hohen Berg, eine Felsklippe, eine Vulkanlandschaft. Möglicherweise auch

eine völlig andere Landschaft.
Nimm deine Umgebung mit allen Sinnen wahr und spüre, wie du dich mit diesem Ort verbindest. Es herrscht hier eine ganz besondere, magische Energie. Dieser Kraftort möchte dich dabei unterstützen, alle Themen in Bezug auf Männlichkeit in dir zu heilen.
Du entdeckst einen Weg und gehst ihn entlang.
Dir begegnen einige Naturwesen, Lichtwesen oder Krafttiere, die dich mit ihren seelenvollen Augen anblicken und genau zu wissen scheinen, warum du hier bist.
Es handelt sich vor allem um männliche Tiere und Naturwesen, die dir mit ihrer Energie vermitteln möchten, welch unterschiedliche Ausprägungen der männlichen Energie es gibt.
Nimm all diese Tiere und Wesen wahr und lasse ihre Energie auf dich wirken. Lasse dich von ihnen auf das einstimmen, was dich heute auf dieser Reise noch erwartet.
Du gelangst plötzlich zu einer Art Tor, einem Portal, das mitten auf dem Weg erscheint. Wenn du durch dieses Portal trittst, begibst du dich in eine andere Dimension, in die Anderswelt, in der vieles möglich ist, was in der Schwingung der Erde nicht geschehen kann.
Spüre in dich hinein, was dieses Portal in dir auslöst.
Und wenn du bereit bist, dann tritt hindurch. Begib dich in die Anderswelt.
Nimm wahr, wem du hier begegnest. Vielleicht erscheinen Szenen aus deinem Leben, die dir Situationen zeigen, in denen es um Männlichkeit ging. Positive oder negative Szenen. Dinge, die man dir über Männlichkeit mitgeteilt hat, oder Idole aus Film und Fernsehen, die dein Bild von Männlichkeit geprägt haben.

Vielleicht hast du bei einigen Szenen den Eindruck, dass sie längst überholt sind und dass dir hier ein falsches Bild von Männlichkeit vorgelebt wurde.

Wenn du einige der Szenen loslassen möchtest, dann bitte eines der Wesen oder Krafttiere, die sich hier befinden und die jetzt von allen Seiten auf dich zutreten, diese Bilder zu transformieren.

Vielleicht möchtest du sie in ein Lagerfeuer geben, in dem sie verbrannt werden, einen Drachen bitten, sie abzufackeln, oder ein Raubtier bitten, sie zu zerfetzen.

Lasse alle Bilder und Vorstellungen von Männlichkeit, die dir jetzt nicht mehr dienlich sind, los.

Vielleicht entdeckst du auch sehr schöne Bilder oder Szenen, die du nun in einem neuen Licht betrachten darfst. Denn jetzt bist du selbst erwachsen, jetzt bist du selbst ein Mann und kannst die Bilder aus deiner Kindheit und Jugend mit etwas mehr Abstand sehen.

Spüre in dich hinein, was all diese Bilder und Szenen in dir auslösen, und nimm wahr, wie die Lichtwesen und Krafttiere sie mit ihrer Heilungsenergie erfüllen.

Sieh dich in Ruhe hier um und lasse alles auf dich wirken.

Vielleicht haben die Krafttiere oder Lichtwesen auch Botschaften. Lasse dir Zeit, wahrzunehmen, was jetzt wichtig ist.

Nun tritt ein Wesen vor dich, das die reine, heile Männlichkeit repräsentiert. Vielleicht handelt es sich um ein männliches Krafttier, einen stolzen Löwen, einen Stier, einen Hengst. Möglicherweise nimmst du ein Lichtwesen, einen Drachen oder ein völlig anderes Wesen wahr.

Spüre, wie die Energie der heilen, reinen Männlichkeit dich

nun erfüllt. Sie fließt ganz besonders in alle Körperstellen, die diese Schwingung benötigen.
Du hast nun die Möglichkeit, dem Wesen einige Fragen zu stellen. Wenn du möchtest, teile ihm deine Zweifel oder Sorgen mit. Vielleicht zweifelst du daran, ein guter Vater sein zu können, die Familie zu ernähren und alle Herausforderungen zu meistern, die noch auf dich zukommen werden. Möglicherweise fürchtest du auch, deine eigenen Ziele, Wünsche und Träume denen des Kindes unterordnen und damit einen Teil deiner Männlichkeit aufgeben zu müssen.
Teile dem Wesen alles mit, was dir auf dem Herzen liegt. Frage es alles, was du wissen möchtest. Nimm seine Botschaften wahr oder genieße einfach die heilsame Energie, die es ausstrahlt.
Nimm dir noch ein wenig Zeit, in dieser Anderswelt zu verweilen und die Energie zu genießen.
Verabschiede dich nun von all den liebevollen Wesen und bedanke dich bei ihnen.
Komme nun langsam mit deiner Aufmerksamkeit wieder in deinen Körper zurück. Spüre deine Arme und Beine, bewege sie, nimm den Raum um dich herum wahr und öffne dann in deiner Zeit wieder deine Augen.

Meditation: Heilung der Weiblichkeit

Diese Meditation hilft Frauen, sich von allen Klischees und anerzogenen Geschlechts-Stereotypen zu lösen und zur eigenen, heilen, ursprünglichen Weiblichkeit zurückzukehren.

Mache es dir bequem, schließe die Augen und atme einige Male tief ins Becken.
Spüre, wie der Atem dir hilft, nun völlig zu dir zu kommen, in diesen Moment.
Jeder Atemzug sammelt deine Energie in dir und zentriert dich. Du bist bereit, dich ganz auf dich selbst, deine Gefühle, Gedanken und Körperwahrnehmungen zu konzentrieren.
Stelle dir nun vor, dass du dich in einer wunderschönen Landschaft befindest: an einem Sandstrand am Meer. Die Sonne scheint auf dich herab, es hat genau die Temperatur, in der du dich wohlfühlst.
Die Landschaft wirkt sanft und einladend und du spürst, wie sehr der Sandstrand und das Meer die weibliche Energie verkörpern. Nimm deine Umgebung mit allen Sinnen wahr und spüre, wie du dich mit diesem Ort verbindest. Es herrscht hier eine ganz besondere, magische Energie. Dieser Kraftort möchte dich dabei unterstützen, alle Themen in Bezug auf Weiblichkeit in dir zu heilen.
Du merkst, dass du deinen Körper immer weniger wahrnimmst. Es herrscht hier eine sehr hohe Schwingung und du spürst, wie du dich dieser Schwingung öffnest. Nimm dir Zeit, ganz an diesem Ort anzukommen.
Du siehst in der Entfernung einige Delfine, die auf dich zuschwimmen. Du begibst dich ins Wasser, gehst ihnen entgegen. Vielleicht möchtest du ihnen auch entgegenschwimmen.
Die Delfine nähern sich dir und laden dich ein, mit ihnen zu spielen. Du spürst, wie du mühelos durch das Wasser gleitest. Wenn du untertauchst, kannst du sogar, wie durch ein Wun-

der, unter Wasser atmen. Vielleicht fragst du dich, warum du so mühelos im Meer schwimmen kannst. Als du nach hinten blickst, erkennst du, dass du keine Beine hast, sondern einen Fischschwanz wie eine Meerjungfrau.
Die Delfine tauchen mit dir unter und ermutigen dich, es ihnen gleichzutun. Du tauchst nun immer tiefer in die wunderbare Energie des Wassers ein.
Dir begegnen auf dem Weg magische Wesen, bunte Fische und Naturwesen, die das Meer bewohnen: Wassernymphen, Meerjungfrauen und Nixen.
Du bemerkst, wie all diese Wesen Weiblichkeit ausstrahlen. Sie möchten dir vermitteln, welch unterschiedliche Ausprägungen der weiblichen Energie es gibt.
Nimm all diese Tiere und Wesen wahr und lasse ihre Energie auf dich wirken. Lasse dich von ihnen auf das einstimmen, was dich heute auf dieser Reise noch erwartet.
Du gelangst plötzlich mitten im Meer zu einer Art Tor, einem Portal, das vor dir erscheint. Die Delfine, die dich noch immer begleiten, vermitteln dir, dass du dich, wenn du durch dieses Portal schwimmst, in eine andere Dimension begibst, in die Anderswelt, in der vieles möglich ist, was in der Schwingung der Erde nicht geschehen kann.
Spüre in dich hinein, was dieses Portal in dir auslöst.
Die Delfine ermutigen dich, hindurchzutauchen. Wenn du bereit bist, schwimme durch das Portal, begib dich in die Anderswelt. Die Delfine begleiten dich.
Nimm wahr, wem du hier begegnest. Vielleicht erscheinen Szenen aus deinem Leben, die dir Situationen zeigen, in denen es um Weiblichkeit ging. Positive oder negative Szenen.

Dinge, die man dir über Weiblichkeit mitgeteilt hat, oder Idole aus Film und Fernsehen, die dein Bild von Weiblichkeit geprägt haben.
Vielleicht hast du bei einigen Szenen den Eindruck, dass sie längst überholt sind und dass dir hier ein falsches Bild von Weiblichkeit vorgelebt wurde.
Wenn du einige der Szenen loslassen möchtest, dann bitte eines der Wesen oder Krafttiere, die sich hier befinden und die jetzt von allen Seiten auf dich zukommen, diese Bilder zu transformieren.
Sie dürfen sich nun wie von selbst in Nichts auflösen. Lasse all die Bilder und Vorstellungen von Weiblichkeit, die dir jetzt nicht mehr dienlich sind, los. Die liebevollen Wesen unterstützen dich dabei.
Vielleicht entdeckst du auch sehr schöne Bilder oder Szenen, die du nun in einem neuen Licht betrachten darfst. Denn jetzt bist du selbst erwachsen, jetzt bist du selbst eine Frau und kannst die Bilder aus deiner Kindheit und Jugend mit etwas mehr Abstand sehen.
Spüre in dich hinein, was all die Bilder und Szenen in dir auslösen, und nimm wahr, wie die Naturwesen und Krafttiere sie mit ihrer Heilungsenergie erfüllen.
Sieh dich in Ruhe hier um und lasse alles auf dich wirken.
Vielleicht haben die Krafttiere oder Lichtwesen auch Botschaften. Lasse dir Zeit, wahrzunehmen, was jetzt wichtig ist.
Nun kommt ein Wesen auf dich zu, das die reine, heile Weiblichkeit repräsentiert. Vielleicht handelt es sich um eine Meerjungfrau, einen weiblichen Delfin oder ein völlig anderes Wesen.

Spüre, wie die Energie der heilen, reinen Weiblichkeit dich nun erfüllt. Sie fließt ganz besonders in alle Körperstellen, die diese Schwingung benötigen.
Du hast nun die Möglichkeit, diesem Wesen einige Fragen zu stellen. Wenn du möchtest, teile ihr auch deine Zweifel oder Sorgen mit. Vielleicht zweifelst du daran, eine gute Mutter sein zu können, dein Kind vor Gefahren zu beschützen und alle Herausforderungen zu meistern, die noch auf dich zukommen werden. Möglicherweise fürchtest du auch, deine eigenen Ziele, Wünsche und Träume denen des Kindes unterordnen und damit einen Teil deiner Weiblichkeit aufgeben zu müssen.
Teile dem Wesen alles mit, was dir auf dem Herzen liegt. Frage es alles, was du wissen möchtest. Nimm seine Botschaften wahr oder genieße einfach die heilsame Energie, die es ausstrahlt.
Nimm dir noch ein wenig Zeit, in dieser Anderswelt zu verweilen und die Energie zu genießen.
Verabschiede dich nun von all den liebevollen Wesen und bedanke dich bei ihnen.
Komme nun langsam mit deiner Aufmerksamkeit wieder in deinen Körper zurück. Spüre deine Arme und Beine, bewege sie, nimm den Raum um dich herum wahr und öffne dann in deiner Zeit wieder deine Augen.

SCHWANGERSCHAFT

Energetische Prozesse während der Schwangerschaft

In den ersten paar Monaten nach der Zeugung ist die Seele des Babys nur sehr locker mit dem Embryo bzw. Fötus verbunden. Woche für Woche nähert sich die Seele dem Körper immer mehr an und bleibt auch immer länger mit dem Körper verbunden.
Ab dem Beginn der Schwangerschaft (manchmal auch schon Jahre davor) „arbeitet" die Seele des Babys mit den Eltern. Das heißt, sie bereitet die Eltern seelisch, mental, emotional und körperlich darauf vor, ein Kind zu bekommen. Vor der Zeugung werden vor allem seelische Themen transformiert.
Im ersten Schwangerschaftsdrittel, also ca. bis zur 12. Schwangerschaftswoche, werden vor allem Beziehungs-Themen an die Oberfläche geholt bzw. von der Seele des Kindes ausgelöst. Es kann sich um Beziehungen aller Art handeln, nicht nur zum Partner oder zur Partnerin. Auch zu Familienmitgliedern, Freunden oder Freundinnen, Arbeitskollegen und -kolleginnen uvm. Die Prozesse finden im Astralkörper, in der vierten Auraschicht, statt.
Die mentale Ebene ist im zweiten Schwangerschaftsdrittel an der Reihe, also ca. von der 13. bis zur 24. Woche. Hier können große Ängste und Sorgen an die Oberfläche kommen, aber auch Lebenseinstellungen von Grund auf hinterfragt werden uvm. Die Seele des Kindes arbeitet in dieser Zeit im Mentalkörper, in der dritten Auraschicht, der Eltern.
Im dritten Schwangerschaftsdrittel, also von der 25. Woche bis zur Geburt, stehen emotionale Themen der Eltern im Vorder-

grund. In dieser Phase ist es bei Mutter und Vater wichtig, dass sie Gefühle zulassen, ihnen Raum geben und Beachtung schenken, aber auch negativen Gefühlen die Chance geben, sich zu lösen. Die Prozesse finden im Emotionalkörper, in der zweiten Auraschicht, statt.

Bis ca. neun Monate nach der Geburt sind körperliche Themen von Mutter und Vater an der Reihe. Die Seele des Babys durchleuchtet die erste Auraschicht, den Ätherkörper, der Eltern und macht ihnen Blockaden bewusst.

Sobald Eltern sich dessen bewusst sind, dass die hohe Schwingung ihres Babys starke transformatorische Auswirkungen auf sie hat, kann es leichter fallen, die verschiedenen Herausforderungen der Elternschaft anzunehmen.

Der Körper der Mutter muss sich nach der Zeugung besonders stark an die hohe Schwingung des Babys anpassen und braucht unter Umständen viel Ruhe und Erholung.

Im Laufe der Schwangerschaft ist die Seele des Babys immer präsenter im Energiesystem der Mutter zu spüren. Zu Beginn der Schwangerschaft wirkt es fast so, als wäre die Seele (noch) so groß, dass sie keine Chance hat, in den kleinen Körper zu „passen“. Im Laufe der Schwangerschaft adaptiert sich die Seele an die Schwingung der Erde, schwingt langsamer, um sich dann ca. ab dem siebten Schwangerschaftsmonat wirklich fest im Babykörper zu verankern.

Fallbeispiel

Während der Schwangerschaft mit Michael erlebt Sandra sehr stark, wie die Seele des Kindes mit ihr und Matthias, dem Vater, arbeitet. Es tut sich in den verschiedenen Abschnitten der

Schwangerschaft bei beiden Elternteilen sehr viel und mittels Energiearbeit gelingt es Sandra und Matthias, die Prozesse zu verstehen.
Sandra beschreibt, dass zu Beginn der Schwangerschaft bei beiden sehr viele Innere Kind-Themen an die Oberfläche geholt wurden und gleichzeitig verschiedene Konflikte mit den Großeltern von Michael aufgetreten sind.
Wegen der starken Übelkeit, unter der Sandra bis zum Ende des zweiten Trimenons leidet, kann Sandra (die selbstständig tätig ist) keine Aufträge annehmen, vertröstet ihre Kunden Woche um Woche, bis sie schließlich entscheidet, alle beruflichen Termine abzusagen.
„Mir wurde bewusst, wie stark ich die Bestätigung und das positive Feedback meiner Kunden brauchte. Ich hatte dann immer das Gefühl, etwas geleistet zu haben. Als ich beschlossen habe, während der Schwangerschaft nicht mehr zu arbeiten, wurde ich innerlich ganz ruhig. Ich habe wirklich gemerkt, dass sich an meiner Einstellung zu meiner Arbeit in der Schwangerschaft sehr viel verändert hat."
Michaels Geburt verläuft sehr harmonisch, danach beginnt allerdings bei den Eltern ein heftiger Transformationsprozess auf körperlicher Ebene. Matthias wird wenige Tage nach der Geburt ins Krankenhaus eingeliefert und muss sich einer Blinddarm-Operation unterziehen. Einige Wochen später wird bei Sandra ein Abszess in der Brust festgestellt, was ebenfalls einen Aufenthalt im Krankenhaus bedeutet.
„Wir haben erst ein Jahr nach Michaels Geburt von den Phasen der Schwangerschaft, in denen die Seele mit den Eltern arbeitet, erfahren. Heute können wir halbwegs gelassen auf die Zeit

zurückblicken und dankbar dafür sein, dass sich so vieles zum Positiven gewandelt hat. Damals waren die Prozesse teilweise sehr heftig", erzählen die beiden.

Babyflüstern während der Schwangerschaft

Die Gespräche im ersten Schwangerschaftsdrittel sind seelischer Natur, die Babys interessieren sich wenig für den Körper, der im Mutterleib heranwächst. Die Seele des Babys kümmert sich dabei energetisch um den Embryo bzw. den Fötus, sodass meist auch keine energetische Unterstützung von außen notwendig ist (außer für die Mutter).

Im zweiten Schwangerschaftsdrittel interessiert sich die Seele des Babys immer mehr für ihren Körper und für Zukunftsplanung. In diesem Abschnitt kann die Geburt detailliert besprochen und geplant werden.

Im dritten Schwangerschaftsdrittel können beim Kind starke Ängste bezüglich der bevorstehenden Geburt auftreten (auch aufgrund von karmischen Erinnerungen, die das Baby mit sich trägt). In diesem Schwangerschaftsabschnitt ist die Kommunikation sowohl auf körperlicher als auch auf Seelenebene möglich. Auch eine Verbindung dieser beiden Ebenen kann sehr sinnvoll sein. Beispielsweise bei der Planung der Geburt kann das Kind sowohl auf Seelenebene als auch auf körperlicher Ebene (weil es schon sehr konkrete Gefühle und Wahrnehmungen hat) Auskunft geben, was es am besten unterstützt.

Kurz vor der Geburt sind die Ängste der Eltern ein großes Thema im Babyflüstern, insbesondere die Ängste der Mutter, die das Baby aus dem Bauch heraus direkt mitbekommt. In dieser Zeit kann es

wichtig sein, dass eine außenstehende Person mit dem Baby kommuniziert und es beruhigt.
Nach der Geburt sind die Babys meist noch so müde oder verwirrt, dass meist nur Gespräche auf Seelenebene sinnvoll sind. Nach ca. 3–4 Wochen kann man langsam damit beginnen, sich sehr behutsam auch mental mit dem Baby zu verbinden.
Die beiden Formen der Kommunikation werden im Kapitel „Kontaktaufnahme mit dem Baby" ausführlich beschrieben.

Meditation: Energie-Tankstelle

Sowohl als Vorbereitung der Schwangerschaft als auch während der Schwangerschaft ist es wichtig, dass die Mutter sich entspannt, vor allem, wenn um sie herum Stress und Hektik herrschen sollten. Kurze Auszeiten während des Alltags sind besonders geeignet, weil man sie gut in die tägliche Routine einbauen kann, z. B. in der Früh nach dem Aufwachen, am Nachmittag als Power Nap oder am Abend anstelle der Fernsehnachrichten (die den ungeborenen Kindern ohnehin nicht sehr gut tun).
Dazu kann man sich beispielsweise einige entspannende Musikstücke auf das Handy oder den MP3-Player spielen oder sich eine CD brennen. Auch Delfin- und Walklänge wirken besonders für die ungeborenen Kinder sehr entspannend, unter der Voraussetzung, dass sie auch der Mutter gefallen.
Es reichen zehn Minuten für eine solche Auszeit vom Alltag. Je länger, desto besser.

Die folgende Meditation eignet sich für alle Phasen der Schwangerschaft, auch nach der Geburt des Kindes ist sie sehr hilfreich, da es darum geht, sich für kurze Zeit in einen Entspannungszustand zu begeben, um Energie zu tanken.

Schließe deine Augen, komme ganz zu dir.
Atme tief in dich hinein. Atme ein und aus. Finde einen angenehmen Atemrhythmus.
Lenke deinen Atem nun bewusst in deinen Körper.
Beim nächsten Atemzug atme ganz bewusst in deinen Kopf. Lasse alles los, was sich in deinem Kopfbereich schwer anfühlt oder auf deinem Kopf lastet. Lasse alles los, was dich belastet, alle Gedanken, Sorgen, jede Anspannung. Lasse los, entspanne dich.
Richte deinen nächsten Atemzug bewusst in Hals und Nacken. Lasse alles los, was dort auf dir lastet.
Atme in deine Schultern und fühle, wie sie tiefer sinken. Entspanne bewusst beide Schultern, indem du sie beim Ausatmen fallen lässt.
Entspanne mithilfe deines Atems Arme und Finger.
Atme in deinen Oberkörper, deinen Rücken. Lasse los.
Atme in deinen Bauch, deinen Unterleib, deine Beine, bis in jede einzelne Zehe.
Genieße den Fluss deines Atems und spüre, wie du mit dem Ausatmen alles loslassen kannst, was dich jetzt schwer macht.
Nimm noch einige bewusste Atemzüge und stelle dir vor, wie du dich der Dinge, die auf dir lasten, mit deinem Ausatmen entledigst. Atme bewusst jede Anspannung, jeden Stress und alle Sorgen aus. Lasse los.
Stelle dir nun vor, dass einige Meter über deinem Kopf ein Füllhorn erscheint, das dich mit liebevoller, sanfter Energie aus

dem Universum auflädt. Das Füllhorn kann jede Schwingung annehmen, die du jetzt benötigst.
Welche Farbe würde dir jetzt gut tun? Die Farbe erscheint wie von selbst über deinem Kopf und lädt dich energetisch auf. Fülle dich mit der hoch schwingenden Farbe auf und spüre, wie sie in deinen Körper und dein Energiesystem fließt. Die Farbe hebt die Schwingung in deinem gesamten System an.
Welchen Duft würdest du jetzt gerne riechen? Wie von selbst fließt dieser Duft aus dem Füllhorn. Atme ihn ein und genieße ihn. Spüre, wie er dich durchströmt und dir Energie schenkt. Lächle ganz bewusst, wenn dir danach ist. Innerlich oder äußerlich.
Welcher Klang würde dir jetzt gut tun? Sofort ertönt er in einer sehr angenehmen Lautstärke. Nimm ihn mit deinem ganzen Wesen wahr und fühle, wie deine Stimmung besser und besser wird.
Welche Luftbeschaffenheit, welche Temperatur, welche Energie würdest du dir jetzt wünschen? Fühle alles auf deiner Haut und genieße es.
Bleibe nun noch eine Weile in dieser Energie. Genieße dein Sein, die wunderbare Schwingung, die Musik, das Licht und den Duft, die dich umgeben.
Es folgen nun fünf Minuten Stille. Wenn du mehr Zeit brauchst, halte die Meditation einfach an.
Spüre, wie dein Energiesystem aufgeladen wird.
Nimm die Energie, die du für dich erschaffen hast, mit in den Alltag. Stelle dir vor, dass sie in deiner Aura gespeichert und mit einer goldenen Schutzhülle umgeben wird. Du fühlst dich erfrischt und voller Leben.

Langsam zieht sich die Energie wieder zurück. In dem Bewusstsein, dass du jederzeit wieder zu dem Füllhorn zurückkehren kannst, indem du es dir einfach wieder vorstellst, komme nun langsam zurück in den Raum, in dem du dich befindest. Nimm deine Umgebung wieder wahr, beginne, Arme und Beine zu bewegen, und öffne dann in deiner Zeit wieder deine Augen.

ERSTES TRIMENON

Im ersten Trimenon (Schwangerschaftsdrittel) hat der Embryo bzw. Fötus noch eine sehr eingeschränkte Wahrnehmung. Das heißt allerdings nicht, dass das Kind nicht alles mitbekommt, was geschieht. Die Seele des Kindes hält sich während des ersten Schwangerschaftsdrittels in der Nähe der Mutter auf, kümmert sich um die Entwicklung des Embryos bzw. Fötus im Mutterleib. Alle Energien, die auf das Kind wirken, werden in seiner Aura abgespeichert. Daher können negative Erfahrungen während der Schwangerschaft (beispielsweise wenn eine Abtreibung überlegt wird) starke Auswirkungen auf das Kind haben.

Aus energetischer Sicht transformiert die Seele des Kindes in diesem Trimenon vor allem Beziehungs-Themen zwischen den Elternteilen. Daher kann es vorkommen, dass Paare diese Zeit als konfliktreich wahrnehmen. Hier ist es wichtig, liebevoll miteinander zu kommunizieren und durch die Schwangerschaft aufgeworfene Themen nicht zu verdrängen, sondern ihnen Zeit und Raum zu gewähren.

Im ersten Schwangerschaftsdrittel sollte mit dem Kind ausschließlich auf Seelenebene kommuniziert werden. Daher erfolgt die Begegnung mit dem Kind in der Meditation auch auf diese Weise.

Fallbeispiel

Sandra leidet während der Schwangerschaft extrem unter Übelkeit. Die Seele ihres Kindes teilt ihr in einer Einzelberatung mit, dass sich ihr Körper gerade in einem Transformationsprozess befindet, ihre Schwingung stark angehoben wird, damit ideale Voraussetzungen für das Kind bestehen. Sandra solle viel meditieren und einen speziellen Kräutertee trinken, den es in einer bestimmten Apotheke zu kaufen gibt, deren Name die Seele des Kindes gleich mitteilt.

„Das Meditieren am Vormittag, während mein älterer Sohn im Kindergarten war, hat mir enorm geholfen. Ich war verzweifelt, konnte mein Kind aufgrund der starken Übelkeit nicht einmal aus dem Kindergarten abholen, war nicht in der Lage, irgendetwas zu tun. Ich blieb sogar einige Tage im Krankenhaus, weil ich nicht einmal mehr Wasser bei mir behalten konnte. Wenn ich das Gefühl hatte, bald wahnsinnig zu werden, gaben mir die Meditationen Hoffnung und Halt. Und der Kräutertee war eines der wenigen Dinge, die ich zu mir nehmen konnte, bei denen ich gemerkt habe, dass sie mir wirklich helfen."

Botschaft von Maria für die werdende Mutter

Geliebte Frau,

du bist nun in eine wunderbare Phase deiner Schwangerschaft eingetreten. Du bist durch den Embryo, der sich in deinem Bauch befindet, mit einer sehr hoch schwingenden, unendlich weisen Seele verbunden, die dich während deiner Schwangerschaft begleitet und dafür sorgt, dass alles gemäß dem göttlichen Plan verläuft.

Du kannst dich entspannen und alle Sorgen loslassen, denn du wirst geführt und bist auf jedem deiner Schritte beschützt.

Es ist von außen im Moment nichts notwendig, was den Prozess in irgendeiner Weise modifiziert. Möglicherweise benötigst du medizinische Unterstützung, Mineralstoffe oder Spurenelemente, aber der energetische Prozess reguliert sich von selbst. Die Seele des Kindes ist wie ein Lichtwesen bei dir, schützt deine Gebärmutter von außen

und sorgt dafür, dass der Embryo sich perfekt entwickelt, gemäß dem göttlichen Plan.
Ich möchte dir hiermit nicht mitteilen, dass du keinerlei medizinische Untersuchungen vornehmen lassen sollst, denn du bist jetzt eine werdende Mutter und es ist wichtig, dass du das tust, womit du dich wohlfühlst, was sich für dich in deinem Herzen stimmig anfühlt. Es ist von großer Bedeutung, dass du dich entspannst und auf dich selbst hörst. Dazu möchte ich dich ermutigen.

Fallbeispiel

Maria ist 42 Jahre alt, als sich ein großer Wunsch erfüllt: Sie wird schwanger. Ab dem Beginn der Schwangerschaft kommt sie zu Babyflüstern-Beratungen. Maria möchte sehr gerne spontan entbinden. Die Seele des Kindes teilt ihr mit, dass sie unbedingt auch offen für einen Kaiserschnitt sein und auf keinen Fall auf einer spontanen Entbindung bestehen solle. Aber es sei alles in Ordnung, dem Embryo gehe es wunderbar und sie brauche sich keine Sorgen zu machen.
Einige Stunden nach dem Babyflüstern-Termin erhält Maria einen Anruf ihrer Frauenärztin. Bei einem Bluttest wurde ein erhöhtes Risiko für Trisomie 21 festgestellt, Maria solle unbedingt eine Plazentapunktion durchführen lassen. Verunsichert bittet sie darum, das Kind dazu nochmals befragen zu lassen. Es teilt ihr mit, dass alles in Ordnung sei. Wenn Maria die Untersuchung brauche, um sich zu entspannen, würde das Kind sich damit schon arrangieren.
Die Untersuchung ergibt, dass das Kind gesund ist.
„Man will einfach das Beste für das Kind. Die Schwangerschaft war für mich alles andere als ein Normalzustand. Ich war so

verunsichert. Ständig war ich gespalten zwischen meinem Gefühl und den Möglichkeiten der pränatalen Diagnostik. Ich würde den Test heute wahrscheinlich wieder machen, mir wäre aber klar, wie wenig aussagekräftig diese Tests sind, weil sie nur Wahrscheinlichkeiten für bestimmte Erkrankungen oder Behinderungen enthalten.
Ich würde versuchen, mehr Vertrauen auf die Aussagen meines Kindes zu haben, die sich im Nachhinein betrachtet alle ausnahmslos als wahr herausgestellt haben", erzählt Maria. Ihre Tochter Anna ist inzwischen vier Jahre alt, ein vollkommen gesundes und fröhliches Kind.

Botschaft von Kuthumi für den werdenden Vater

Lieber werdender Vater,
du bist nun in eine sehr interessante Phase deines Lebens getreten, denn ein Kind ist gerade dabei, sich im Körper deiner Partnerin zu entwickeln.
Wisse, dass der Embryo, der grobstoffliche Teil, nur die Hülle ist, die noch vor der Geburt die Seele des Kindes vollständig aufnehmen wird.
Für dich ist es jetzt sehr wichtig, dass du für deine Partnerin da bist. Es geschehen nun tief greifende Prozesse in ihrem Körper, vielleicht Übelkeit oder Unwohlsein, weil sich ihr Körper an die hohe Schwingung des Kindes anpasst.
Deine Aufgabe ist es vor allem, ein Fels in der Brandung zu sein, während sich für deine Partnerin gerade sehr viel verändert.
Immer dann, wenn du dich unsicher fühlst oder wenn du Antworten brauchst, kannst du dich (genau wie deine Partnerin) an die Seele des

Kindes wenden. Kommunikation mit dem ungeborenen Kind ist jetzt wunderbar möglich, allerdings ausschließlich auf seelischer Ebene. D. h. du wirst wahrscheinlich das Gefühl haben, dass du mit einem hohen Lichtwesen sprichst und dass wenig Kindliches da ist. Genau so ist es nämlich. Der Körper des Kindes ist dabei, sich im Bauch deiner Partnerin zu entwickeln, du kommunizierst aber ausschließlich mit der Seele des Babys. Die Seele trägt im Moment das Bewusstsein eures Kindes.

Im zweiten Schwangerschaftsdrittel wird immer mehr Bewusstsein im Körper des Kindes stattfinden, in seinem Gehirn. Womöglich wird dann zusätzlich zur Seele des Kindes auch eine Kinderstimme telepathisch zu euch sprechen. In diesem Trimenon kommuniziert ihr aber mit einem hohen Lichtwesen, das vielleicht so weise und so unendlich groß wirkt, dass du dich möglicherweise fragst, wie es jemals zu einem kleinen Kind werden soll. Wisse, dass auch kleine Kinder enorme Weisheit in sich tragen und gleichzeitig auch dieses Kindliche, Verspielte, das Leben im Hier und Jetzt. Du erhältst genau wie deine Partnerin von der Seele des Kindes alle Unterstützung, die du brauchst.

Meditation: erstes Trimenon, Mutter

In dieser Meditation kann die werdende Mutter Kontakt zur Seele ihres Kindes aufnehmen. Die Gebärmutter wird mit liebevoller, schützender Energie versorgt und alle Ängste, die bestehen, können an Lichtwesen übergeben werden.

Mache es dir bequem und nimm ein paar tiefe Atemzüge. Wenn du möchtest, lege deine Hände auf deinen Bauch und spüre, wie sich die Bauchdecke bei jedem Atemzug ausdehnt

und wieder senkt. Nimm deinen Atem bewusst wahr, spüre, wie er dir hilft, in deinem Körper und in deiner Mitte anzukommen. Nimm dir Zeit dazu.
Du fühlst nun, dass sich eine feinstoffliche Hand auf deine Schulter legt. Die Meisterin Maria ist zu dir gekommen, um dich auf dieser Reise zu unterstützen. Spüre ihre lichtvolle, sanfte, mütterliche Energie. Sie ist der Archetyp der Mutter, die über alle Qualitäten verfügt, die man für das Muttersein benötigt: Kraft, Stärke, Geduld, Zentriertheit, Liebe, Verständnis, Toleranz und vieles mehr. Spüre, wie ihre Energie ganz sanft in dich einfließt. Genieße die Energieübertragung.
Nun nimmst du wahr, wie sich auf deine andere Schulter eine zweite Hand legt. Meisterin Rowena ist ebenfalls zu dir gekommen. Ihre Energie ist die des rosafarbenen Strahls, der bedingungslosen Liebe, des Mitgefühls, der Toleranz, aber auch der Freiheit und des Wegs des Herzens. Sie unterstützt dich in deinem Frausein und stellt den Archetyp der Weiblichkeit dar. Sie hat alle Qualitäten, die du für dein Frausein benötigst. Spüre, wie ihre Kraft in dich einfließt, wie sie dich stärkt und in deine Mitte bringt.
Konzentriere dich nun auf deine Gebärmutter und das Kind, das in dir heranwächst. Nimm Kontakt mit seiner Seele auf. Einfach, indem du dir vorstellst, der Seele gegenüberzustehen. Einem Wesen, einem Lichtschein, einer wunderschönen Energie. Begrüße die Seele deines Kindes, bedanke dich bei ihr, dass sie dich als Mutter für ihre Inkarnation ausgewählt hat, und sage der Seele deines Kindes, was auch immer du ihr jetzt sagen möchtest.
Vielleicht hat auch die Seele deines Kindes eine Botschaft für

dich, möchte dir etwas mitteilen, hat Wünsche an dich. Wenn du Fragen an sie hast, dann stelle sie ihr. Vielleicht möchtest du sie fragen, was du in Bezug auf deine Ernährung beachten solltest. Was du tun kannst, um mögliche Schwangerschaftssymptome zu lindern, was der Embryo, der mit der Seele deines Kindes verbunden ist, benötigt. Ob du irgendetwas in deinem Alltag beachten solltest. Nimm dir Zeit, alle Botschaften anzuhören.

Nun setzen sich Maria und Rowena vor dich und legen ihre Hände über deine Hände, auf deinen Bauch. Ganz sanft und liebevoll fließt ihre heilsame Energie in deinen Körper, umhüllt die Gebärmutter wie ein starker, flexibler, liebevoller Schutz.

Das Licht und die Liebe fließen auch ganz sanft in die Gebärmutter hinein. Sie wird mit bedingungsloser Liebe durchflutet.

Falls du Ängste in Bezug auf deine Schwangerschaft hast, teile sie Maria und Rowena mit. Sie stellen dir und deinem Kind alles zur Verfügung, was dir hilft, diese Ängste loszulassen.

Maria legt ihre Hände schützend um die Gebärmutter und versichert dir, dass sie während der gesamten Schwangerschaft bei dir sein wird und dein Kind beschützen, behüten und vor allem abschirmen wird, was ihm in irgendeiner Form schaden könnte.

Auch Rowena stellt dir jetzt alles zur Verfügung, was du benötigst, um entspannt, gelassen und in Frieden mit diesem wichtigen Prozess deines Lebens zu sein.

Vielleicht haben auch Maria und Rowena Botschaften für dich.

Nimm dir Zeit, alles wahrzunehmen.

Maria und Rowena berühren zum Abschluss verschiedene

Stellen deines Körpers und deiner Aura, in denen sich Blockaden befinden, berühren deine Füße und verwurzeln dich liebevoll in der Erde, sie berühren deine Hände, dein Herz, deinen Kopf, deine Wirbelsäule und deine Muskulatur, deine Brüste, deine Nieren und alle anderen Körperteile, die jetzt Energie benötigen.

Wenn es Stellen gibt, die sich nicht ganz harmonisch anfühlen, dann bitte die beiden Meisterinnen, sich besonders um diese Körperteile zu kümmern. Genieße die Energieübertragung. Nimm dir Zeit.

Wenn du möchtest, werden dich Maria und Rowena während der nächsten Monate begleiten, du brauchst sie nur darum zu bitten. Ab sofort kannst du mit ihrer Begleitung und ihrer Energie der bedingungslosen Liebe durch den Prozess deiner Schwangerschaft gehen.

Der Schutz bleibt weiterhin rund um deine Gebärmutter bestehen, wenn du das möchtest, und versorgt dein Kind und dich während der gesamten Schwangerschaft. Die Energie unterstützt deine Gebärmutter auch nach der Entbindung.

Nimm noch einmal Kontakt zur Seele des Kindes auf und frage sie, ob es noch etwas gibt, was sie braucht.

Und dann gehe mit deiner Aufmerksamkeit in dein Herz und erlaube dir, all die Freude über dieses große Geschenk in deinem Herzen zu spüren.

Über diese wunderbare Erfahrung, die die Seele, die sich dich als Mutter ausgewählt hat, dir nun zuteil werden lässt.

Und nun bedanke dich bei deinem Kind und bei den beiden Meisterinnen. Verabschiede dich für diesen Moment von ihnen.

Komme nun langsam mit deiner Aufmerksamkeit wieder in deinen Körper zurück. Spüre deine Arme und Beine, bewege sie, nimm den Raum um dich herum wahr und öffne dann in deiner Zeit wieder deine Augen.

Meditation: erstes Trimenon, Vater

In dieser Meditation kann der werdende Vater Kontakt zur Seele seines Kindes aufnehmen und ihr Fragen stellen. Alle Sorgen, die bestehen, können an Lichtwesen übergeben werden.

Mache es dir bequem und nimm ein paar tiefe Atemzüge. Nimm deinen Atem bewusst wahr, spüre, wie er dir hilft, in deinem Körper und in deiner Mitte anzukommen. Nimm dir Zeit dazu.

Du spürst nun, dass sich eine feinstoffliche Hand auf deine Schulter legt. Meister Kuthumi ist zu dir gekommen, um dich auf dieser Reise zu unterstützen. Spüre seine lichtvolle, starke, väterliche Energie. Er ist der Archetyp des Vaters, der über alle Qualitäten verfügt, die man für das Vatersein benötigt: Kraft, Stärke, Geduld, Zentriertheit, Liebe, Verständnis, Toleranz und vieles mehr. Spüre, wie seine Energie ganz sanft in dich einfließt. Genieße die Energieübertragung.

Nun spürst du, wie sich auf deine andere Schulter eine zweite Hand legt. Meister Sananda ist ebenfalls zu dir gekommen. Seine Energie ist die des magentafarbenen Strahls, der Yang-Energie, der Männlichkeit, aber auch des Gleichgewichts und der Harmonie. Er unterstützt dich in deinem Mannsein und stellt den Archetyp der Männlichkeit dar. Er hat alle Qualitä-

ten, die du für dein Mannsein benötigst. Spüre, wie seine Kraft in dich einfließt, wie sie dich stärkt und in deine Mitte bringt.
Konzentriere dich nun auf das Kind, das in der Gebärmutter deiner Partnerin heranwächst. Nimm Kontakt zu seiner Seele auf. Einfach, indem du dir vorstellst, der Seele gegenüberzustehen. Einem Wesen, einem Lichtschein, einer wunderschönen Energie. Begrüße die Seele deines Kindes, bedanke dich bei ihr, dass sie dich als Vater für ihre Inkarnation ausgewählt hat, und sage der Seele deines Kindes, was auch immer du ihr jetzt sagen möchtest.
Vielleicht hat auch die Seele deines Kindes eine Botschaft für dich, möchte dir etwas mitteilen, hat Wünsche an dich. Wenn du Fragen an sie hast, dann stelle sie ihr. Nimm dir Zeit, alle Botschaften anzuhören.
Falls du Sorgen in Bezug auf die Schwangerschaft hast, dann teile sie Kuthumi und Sananda mit. Sie stellen dir und deinem Kind alles zur Verfügung, was dir hilft, die Sorgen loszulassen.
Kuthumi versichert dir, dass er während der gesamten Schwangerschaft bei euch sein wird und dein Kind beschützen, behüten und vor allem abschirmen wird, was ihm in irgendeiner Form schaden könnte.
Auch Sananda stellt dir jetzt alles zur Verfügung, was du benötigst, um entspannt, gelassen und in Frieden mit diesem wichtigen Prozess deines Lebens zu sein.
Vielleicht haben auch Kuthumi und Sananda Botschaften für dich.
Nimm dir Zeit, alles wahrzunehmen.
Sie berühren zum Abschluss verschiedene Stellen deines Körpers und deiner Aura, in denen sich Blockaden befinden. Sie

berühren deine Füße und verwurzeln dich liebevoll in der Erde, sie berühren deine Hände, dein Herz, deinen Kopf, deine Wirbelsäule und deine Muskulatur, deine Nieren und alle anderen Körperteile, die jetzt Energie benötigen.
Wenn es Stellen gibt, die sich nicht ganz harmonisch anfühlen, dann bitte sie, sich besonders um diese Körperteile zu kümmern. Genieße die Energieübertragung. Nimm dir Zeit.
Wenn du möchtest, werden dich Kuthumi und Sananda während der nächsten Monate begleiten, du brauchst sie nur darum zu bitten. Ab sofort kannst du mit ihrer Begleitung und ihrem starken Schutz durch den Prozess der Schwangerschaft deiner Partnerin gehen.
Nimm noch einmal Kontakt zur Seele des Kindes auf und frage sie, ob es noch etwas gibt, was sie braucht.
Und dann gehe mit deiner Aufmerksamkeit in dein Herz und erlaube dir, all die Freude über dieses große Geschenk in deinem Herzen zu spüren.
Über diese wunderbare Erfahrung, die die Seele, die sich dich als Vater ausgesucht hat, dir nun zuteil werden lässt.
Und nun bedanke dich bei deinem Kind und bei den beiden Meistern. Verabschiede dich von ihnen.
Komme nun langsam mit deiner Aufmerksamkeit wieder in deinen Körper zurück. Spüre deine Arme und Beine, bewege sie, nimm den Raum um dich herum wahr und öffne dann in deiner Zeit wieder deine Augen.

ZWEITES TRIMENON

Im zweiten Schwangerschaftsdrittel werden die ersten Bewegungen des Fötus für die Mutter spürbar. Den meisten Frauen geht es in diesem Abschnitt ihrer Schwangerschaft gut, das wirkt sich natürlich auch auf das ungeborene Kind aus.
Am Ende des zweiten Trimenons reagiert der Fötus auf Reize von außen (beispielsweise Stimmen, Musik, Helligkeitsunterschiede).
In diesem Schwangerschaftsdrittel transformiert die Seele des Kindes vor allem mentale Themen der werdenden Eltern wie Glaubenssätze, Einstellungen, Ängste oder Sorgen. Es ist daher von großer Bedeutung, dass das Paar über diese Dinge miteinander spricht und sich auch bemüht, sich auf positive Gedanken zu fokussieren.
Die Kommunikation mit dem Baby sollte auch in dieser Zeit ausschließlich auf Seelenebene erfolgen, da man das Kind mit einer mentalen Kontaktaufnahme womöglich beunruhigen oder aus dem Gleichgewicht bringen könnte. Wenn das Baby von sich aus telepathischen Kontakt sucht, ist es für das Kind in Ordnung, doch die Kontaktaufnahme von den Eltern aus sollte immer nur mit der Seele erfolgen.

Tipp

Ein wichtiges Thema, das in dieser Zeit mit dem Kind geklärt werden sollte, ist die Form der Geburt, der Ort, an dem es zur Welt kommen möchte, ob es von einer Hebamme begleitet werden will uvm. Zusätzlich zu den Antworten des Kindes sollte man selbstverständlich auch immer ärztliche Ratschläge einbeziehen und sich nicht ausschließlich auf die Botschaften des Babys verlassen.

Botschaft von Maria für die werdende Mutter

Geliebte Frau,
dein Kind wird in deinem Bauch nun immer größer und in diesem Schwangerschaftsabschnitt, im zweiten Drittel, ist es so, dass die Seele des Kindes immer mehr Platz und Raum in seinem Körper einnimmt. Im ersten Drittel befindet sich die Seele des Kindes rund um dich, den werdenden Vater und die Gebärmutter. Im zweiten Drittel wird sich immer mehr von der Seele des Kindes in den Körper des Kindes „einfüllen", dort Raum einnehmen und sich verankern. Es kann sein, dass du sehr stark wahrnimmst, dass dein Kind immer aktiver wird und mehr an deinem Leben teilnimmt.
Möglicherweise hast du in diesem Schwangerschaftsabschnitt den Eindruck, dass eine kindliche Stimme zu dir zu sprechen beginnt oder du nimmst Gefühle des Kindes viel stärker wahr als im ersten Drittel. Du und das Kind tretet in starke Interaktion. Dennoch ist die Seele des Kindes noch dein hauptsächlicher Ansprechpartner und tritt viel stärker in den Vordergrund als das Baby an sich.
Du kannst jetzt immer mehr mit deinem Kind klären. Stelle deinem Baby alle Fragen, die du hast: zur Geburt oder zu praktischen Fragen, wie zum Kauf des Kinderwagens oder zur Einrichtung des Kinderzimmers.
Immer, wenn du dich bestimmte Dinge fragst, dich mit Themen beschäftigst, dann beziehe am besten dein Kind mit ein.
In dieser Phase sind die Babys noch nicht so sehr mit der bevorstehenden Geburt beschäftigt und befinden sich in einem sehr schönen, schwebenden, angenehmen Zustand im Bauch der Mutter. Du kannst in Ruhe alles mit deinem Kind klären und einen sehr starken Kontakt zu ihm aufbauen.

Botschaft von Kuthumi für den werdenden Vater

Lieber werdender Vater,
dein Kind wird jetzt immer „greifbarer", es wechselt von der seelischen Ebene immer mehr auf die irdische Ebene und beginnt, mit euch zu kommunizieren und zu interagieren. Deine Partnerin hat es ein wenig leichter, in Kontakt zu eurem Kind zu treten, weil sie das Kind in sich spürt, auch alle Bewegungen des Kindes. Kinder treten oft gegen den Bauch ihrer Mutter, wenn sie etwas mitteilen wollen. Weil sie einer Sache zustimmen, sich über etwas freuen oder manchmal auch, weil sie protestieren. Möglicherweise auch, weil sie wach werden und einfach in Kontakt mit den Eltern treten möchten.
Für dich als werdender Vater ist es sehr wichtig, dass du dich bemühst, Kontakt zu dem Kind aufzunehmen. Du kannst dazu die Meditation für das zweite Schwangerschaftsdrittel machen oder auch in einer Zeit der Stille und Entspannung die Hand auf den Bauch deiner Partnerin legen und dich bewusst mit der Energie des Kindes verbinden. Du kannst dann dem Kind geistig etwas mitteilen, vorsingen oder gedanklich mit ihm kommunizieren.
Jegliche Kontaktaufnahme durch dich ist für das Kind sehr hilfreich, weil es deine Schwingung sehr stark spürt und so auch einen geistigen Kontakt zu dir aufbauen kann.

Meditation: zweites Trimenon, Mutter

In dieser Meditation hat die werdende Mutter die Möglichkeit, mit dem Kind ganz konkrete Dinge zu besprechen, vor allem die Geburt zu planen und Entscheidungen gemeinsam mit dem Kind zu treffen.

In der Reise können alle Sorgen und Ängste bezüglich Schwangerschaft und Geburt transformiert und an Lichtwesen übergeben werden.
Es empfiehlt sich, vor der Meditation etwas zum Schreiben vorzubereiten, um die Botschaften zu notieren.

Setze oder lege dich bequem hin, schließe deine Augen, nimm ein paar tiefe Atemzüge und spüre, wie der Atem durch deinen gesamten Körper fließt und dich auflädt.
Atme bewusst aus, um alle Energien, die dich jetzt belasten, loszulassen. Alle Emotionen, alle Gedanken, alle Anspannung, jeden Druck einfach loszulassen. Nimm wahr, wie sich einige Lichtwesen nun um dich herum versammeln, die dich auf dieser Reise unterstützen werden. Vielleicht kannst du wahrnehmen, um welche Lichtwesen es sich handelt: Engel, Meister, Einhörner, Drachen, Feen, Elfen oder andere Naturwesen. Die Wesen, die du jetzt wahrnimmst, sind für das zweite Schwangerschaftsdrittel für dich und dein Kind ganz besonders wichtig.
Lasse den Atem weiter durch deinen Körper fließen, spüre, wie du die Energien der lichtvollen Wesen, die dich umgeben, mit deinem Einatmen aufnimmst und mit deinem Ausatmen alles, was dich belastet, an die Lichtwesen abgibst.
Nimm dir Zeit, die Veränderung in deinem Körper und Energiesystem zu spüren.
Komme ganz zu dir.
Lege nun deine Hände auf deinen Bauch und nimm ganz bewusst Kontakt zum Körper deines Kindes auf, das in deinem Bauch heranwächst. Fühle den Raum, den der Körper deines

Kindes einnimmt, und die Veränderungen deines Körpers, die sich durch diese Anpassungen an den Raum deines Kindes ergeben. Spüre ganz vorsichtig und sanft zum Raum deines Kindes hin. Nimm ihn von außen wahr. Seine Beschaffenheit, seine Dichte, seine Schwingung. Und nimm wahr, wie die Lichtwesen, die dich nun begleiten, den Raum deines Kindes in deinem Bauch jetzt mit liebevoller Energie durchfluten.

Vielleicht nimmst du auch die Seele deines Kindes als zusätzliches Lichtwesen wahr, das seine Hände auf deinen Bauch legt und somit das Wachstum seines eigenen Körpers energetisch unterstützt. Der Raum deines Kindes wird mit liebevoller, lichtvoller Energie unendlich sanft durchströmt.

Du spürst, wie sich dabei dein Körper noch mehr entspannen kann und wie dein Körper sich immer harmonischer mit dem Körper deines Kindes, das in dir heranwächst, verbinden kann.

Heiße dein Kind noch einmal ganz bewusst in dir willkommen. Bedanke dich bei ihm für all die Erfahrungen, die du bisher mit ihm machen konntest. Für alle körperlichen Veränderungen, die nun in dir stattfinden. Denn auch wenn diese Veränderungen manchmal mühevoll sind, dir einiges abverlangen, emotional, körperlich und geistig, sind sie doch Teil eines großen Veränderungsprozesses, der dich auf eine neue Stufe deiner Entwicklung bringen wird. Dafür bedanke dich bei der Seele deines Kindes.

Mache dir nun bewusst, in welcher Phase deiner Schwangerschaft du dich befindest. Im ersten Drittel deiner Schwangerschaft wurden Beziehungsthemen zwischen dir und dem Vater deines Kindes transformiert und geheilt. Wahrscheinlich

wurde in dieser Zeit einiges zwischen euch aufgewühlt und dann geklärt. Vielleicht nimmst du wahr, dass ihr auf einer neuen Stufe eurer Beziehung angelangt seid, einiges hat sich bereits gelöst und ihr seid in eine ruhigere Phase eurer Beziehung eingetreten.
Falls du das Gefühl hast, die Beziehung ist noch sehr aufgewühlt, dann bitte die Lichtwesen und die Seele deines Kindes, euch weiterhin dabei zu unterstützen, in die Harmonie zu gelangen.
In dieser Phase, im zweiten Schwangerschaftsdrittel, geht es um eure mentalen Themen.
Konzentriere dich daher ganz besonders auf die Gedanken, die du zu deiner Schwangerschaft und zur bevorstehenden Geburt, deinem Kind, deiner Beziehung zum Vater deines Kindes und zu deiner Rolle als Mutter hast.
Konzentriere dich auf die Ängste, auf die Sorgen, aber auch auf die positiven Gedanken, die Vorfreude, auf deine Vorstellung davon, wie es sein wird, Mutter eines Kindes zu sein. Dein Kind das erste Mal in den Armen zu halten, es aufwachsen zu sehen. Spüre, wie die Lichtwesen liebevolle Energien in deine Gedanken senden, die Bilder in deinem Kopf nun auf sehr positive Weise harmonisieren. Deine Sorgen und Ängste dürfen sich wie von selbst auflösen. Du kannst sie den Lichtwesen übergeben. Du brauchst sie nicht selbst tragen, davon hat niemand etwas.
Erlaube dir, ein sehr optimistisches, positives Bild von deiner Schwangerschaft, der Geburt und deinem Leben mit dem Kind zu visualisieren. Dein Optimismus ist das, was euch am meisten hilft. Er hilft dir, dich zu entspannen, und deinem

Kind, sich auf das Bevorstehende einzustellen.
Vielleicht hast du das Gefühl, dass sich unter deinen mentalen Sorgen und Ängsten auch karmische Erinnerungen befinden. Von Schwangerschaften, Geburten, Kindern, denen etwas zugestoßen ist. Übergib all diese karmischen Erinnerungen ebenfalls den Lichtwesen, die dich umgeben und dich jetzt mit ihrer Energie unterstützen.
Genieße die heilsamen Schwingungen. Nimm dir Zeit.
Und nun trete in Kontakt mit der Seele deines Kindes.
Wahrscheinlich nimmst du sie als riesengroßes Lichtwesen wahr, das vor dir steht. Bitte die Seele deines Kindes nun um eine Botschaft.
Stelle ihr Fragen, wenn du welche hast. Zur Schwangerschaft, zu ihren Wünschen, Entscheidungen, die anstehen, in die du dein Kind gerne einbinden würdest. Frage dein Kind auch, welche Form der Geburt es sich wünscht. Du kannst es alles fragen, was du möchtest. Nimm seine Antworten in Ruhe wahr. Wenn du möchtest, halte die Meditation an und notiere die Antworten und Botschaften deines Kindes.
Und nun bedanke dich bei deinem Kind und bei den Lichtwesen, verabschiede dich von ihnen und kehre in deiner Zeit wieder ganz zu dir zurück.
Komme nun langsam mit deiner Aufmerksamkeit wieder in deinen Körper zurück. Spüre deine Arme und Beine, bewege sie, nimm den Raum um dich herum wahr und öffne dann in deiner Zeit wieder deine Augen.

Meditation: zweites Trimenon, Vater

In dieser Meditation hat der werdende Vater die Möglichkeit, mit dem Kind ganz konkrete Dinge zu besprechen, vor allem die Geburt zu planen und Entscheidungen gemeinsam mit dem Kind zu treffen. In der Reise können alle Sorgen und Ängste bezüglich Schwangerschaft und Geburt transformiert und an Lichtwesen übergeben werden.
Es empfiehlt sich, vor der Meditation etwas zum Schreiben vorzubereiten, um die Botschaften zu notieren.

Setze oder lege dich bequem hin, schließe deine Augen, nimm ein paar tiefe Atemzüge und spüre, wie der Atem durch deinen gesamten Körper fließt und dich auflädt.
Atme bewusst aus, um alle Energien, die dich jetzt belasten, loszulassen. Alle Emotionen, alle Gedanken, alle Anspannung, jeden Druck einfach loszulassen. Nimm wahr, wie sich einige Lichtwesen nun um dich herum versammeln, die dich auf dieser Reise unterstützen werden. Vielleicht kannst du wahrnehmen, um welche Lichtwesen es sich handelt: Engel, Meister, Einhörner, Drachen, Feen, Elfen oder andere Naturwesen. Die Wesen, die du jetzt wahrnimmst, sind für das zweite Schwangerschaftsdrittel für dich und dein Kind ganz besonders wichtig.
Lasse den Atem weiter durch deinen Körper fließen, spüre, wie du die Energien der lichtvollen Wesen, die dich umgeben, mit deinem Einatmen aufnimmst und mit deinem Ausatmen alles, was dich belastet, an die Lichtwesen abgibst.
Nimm dir Zeit, die Veränderung in deinem Körper und Energiesystem zu spüren.

Komme ganz zu dir.
Nimm nun Kontakt zu deinem Kind auf, das im Bauch deiner Partnerin heranwächst. Frage deine Partnerin geistig, ob sie damit einverstanden ist, wenn du ganz vorsichtig und sanft zum Raum deines Kindes hinspürst. Nimm ihn von außen wahr. Seine Beschaffenheit, seine Dichte, seine Schwingung. Und nimm wahr, wie die Lichtwesen, die dich nun begleiten, den Raum deines Kindes im Bauch deiner Partnerin jetzt mit liebevoller Energie durchfluten.
Vielleicht nimmst du auch die Seele deines Kindes als zusätzliches Lichtwesen wahr, das seine Hände auf den Bauch deiner Partnerin legt und somit das Wachstum seines eigenen Körpers energetisch unterstützt. Der Raum deines Kindes wird mit liebevoller, lichtvoller Energie unendlich sanft durchströmt.
Heiße dein Kind ganz bewusst in deinem Leben willkommen. Bedanke dich bei ihm für all die Erfahrungen, die du bisher mit ihm machen konntest. Für alle emotionalen Veränderungen, die nun in dir stattfinden. Denn auch wenn diese Veränderungen manchmal mühevoll sind, dir einiges abverlangen, sind sie doch Teil eines großen Veränderungsprozesses, der dich auf eine neue Stufe deiner Entwicklung bringen wird. Dafür bedanke dich bei der Seele deines Kindes.
Mache dir nun bewusst, in welcher Phase der Schwangerschaft deine Partnerin sich befindet.
Im ersten Drittel der Schwangerschaft wurden Beziehungsthemen zwischen dir und der Mutter deines Kindes transformiert und geheilt. Wahrscheinlich wurde in dieser Zeit einiges zwischen euch aufgewühlt und dann geklärt. Vielleicht nimmst du wahr, dass ihr auf einer neuen Stufe eurer Beziehung ange-

langt seid, einiges hat sich bereits gelöst und ihr seid in eine ruhigere Phase eurer Beziehung eingetreten.
Falls du das Gefühl hast, die Beziehung ist noch sehr aufgewühlt, dann bitte die Lichtwesen und die Seele deines Kindes, euch weiterhin dabei zu unterstützen, in die Harmonie zu gelangen.
Im zweiten Schwangerschaftsdrittel geht es um eure mentalen Themen.
Konzentriere dich daher ganz besonders auf die Gedanken, die du zur Schwangerschaft und zur bevorstehenden Geburt, deinem Kind, deiner Beziehung zur Mutter deines Kindes und zu deiner Rolle als Vater hast.
Konzentriere dich auf die Ängste, auf die Sorgen, aber auch auf die positiven Gedanken, die Vorfreude, auf deine Vorstellung davon, wie es sein wird, Vater eines Kindes zu sein. Dein Kind das erste Mal in den Armen zu halten, es aufwachsen zu sehen. Spüre, wie die Lichtwesen liebevolle Energien in deine Gedanken senden, die Bilder in deinem Kopf nun auf sehr positive Weise harmonisieren. Deine Sorgen und Ängste dürfen sich wie von selbst auflösen. Du kannst sie den Lichtwesen übergeben. Du brauchst sie nicht selbst tragen, davon hat niemand etwas.
Erlaube dir, ein sehr optimistisches, positives Bild der Schwangerschaft, der Geburt und deinem Leben mit dem Kind zu visualisieren. Dein Optimismus ist das, was euch am meisten hilft. Er hilft dir, dich zu entspannen, und deinem Kind, sich auf das Bevorstehende einzustellen.
Vielleicht hast du das Gefühl, dass sich unter deinen mentalen Sorgen und Ängsten auch karmische Erinnerungen befinden.

Von Schwangerschaften, Geburten, Kindern, denen etwas zugestoßen ist. Übergib all diese karmischen Erinnerungen ebenfalls den Lichtwesen, die dich umgeben und dich jetzt mit ihrer Energie unterstützen.
Genieße die heilsamen Schwingungen. Nimm dir Zeit.
Und nun trete in Kontakt mit der Seele deines Kindes. Wahrscheinlich nimmst du sie als riesengroßes Lichtwesen wahr, das vor dir steht. Bitte die Seele deines Kindes nun um eine Botschaft.
Stelle ihr Fragen, wenn du welche hast. Zur Schwangerschaft, zu ihren Wünschen, Entscheidungen, die anstehen, in die du dein Kind gerne einbinden würdest. Frage dein Kind auch, welche Form der Geburt es sich wünscht. Du kannst es alles fragen, was du möchtest. Nimm in Ruhe seine Antworten wahr. Wenn du möchtest, halte die Meditation an und notiere die Antworten und Botschaften deines Kindes.
Und nun bedanke dich bei deinem Kind und bei den Lichtwesen, verabschiede dich von ihnen und kehre in deiner Zeit wieder ganz zu dir zurück.
Komme nun langsam mit deiner Aufmerksamkeit wieder in deinen Körper zurück. Spüre deine Arme und Beine, bewege sie, nimm den Raum um dich herum wahr und öffne dann in deiner Zeit wieder deine Augen.

DRITTES TRIMENON

In diesem Schwangerschaftsdrittel gibt es einen Moment (meist zu Beginn des dritten Trimenons), an dem sich die Seele des Kindes vollständig mit dem Fötus verbindet (sozusagen in den Fötus hineinschlüpft). Ab diesem Moment wäre das Kind bei einer Frühgeburt überlebensfähig.

Da die Seele unendlich groß ist, kann man sich schwer vorstellen, wie die Seele sich mit dem kleinen Körper verbindet. Es soll an dieser Stelle erwähnt werden, dass sich immer nur ein Teil der Seele (der sogenannte Seelenanteil) für die Inkarnation auf die Erde begibt. Ein weiterer Seelenanteil bleibt in der geistigen Welt als Höheres Selbst und die restliche Seele (die noch immer unendlich groß ist) bleibt natürlich außerhalb des Körpers, in der Einheit, im Universum ... wie auch immer man es sich vorstellen möchte.

Gegen Ende der Schwangerschaft kann es für das Kind ziemlich eng im Bauch der Mutter werden. Manche Kinder berichten von Druck, andere finden es im Bauch unglaublich gemütlich und würden am liebsten noch lange dort bleiben.

In diesem Trimenon transformiert das Kind vor allem emotionale Themen der Eltern. Alle Gefühle, die auftauchen (auch bezüglich der nahenden Geburt), sollten genügend Raum erhalten. Auch hier sind die Kommunikation und der Austausch der werdenden Eltern sehr wichtig.

Gespräche mit dem Baby sind in dieser Phase bereits auf telepathischem Weg möglich.

Fallbeispiel

Der kleine Elias berichtet zwei Wochen vor dem errechneten Geburtstermin in einer Babyflüstern-Beratung, dass sein Kopf schmerzt. Beim Einfühlen in seinen Körper ist es deutlich spürbar, dass der Kopf wie in einem Schraubstock steckt. Ansonsten findet er es gut im Bauch und hat auch keine Eile, herauszukommen. Er ist mit dem gewählten Krankenhaus sehr zufrieden, eine Hausgeburt wäre für ihn nicht infrage gekommen, meint Elias.
Die Ärzte raten den Eltern zu einem Kaiserschnitt, da der Kopf des Babys ungewöhnlich groß ist. Elias geht es nach der Geburt sehr gut.
Einige Wochen später erklärt er in einem weiteren Gespräch, dass er sich auf Seelenebene für einen Kaiserschnitt entschieden hat, da seine Seele diese Erfahrung einmal machen wollte.

Botschaft von Maria für die werdende Mutter

Geliebte Frau,
jetzt ist dein Kind wahrscheinlich schon ganz in deinem Bauch angekommen und der Seelenanteil, der schließlich auch in deinem Kind zur Welt kommen wird, hat sich wahrscheinlich schon ziemlich gut verankert.
Dein Kind kann noch immer in Zeiten, in denen es schläft, zu seiner Seelenfamilie zurückkehren und in der geistigen Ebene Energie tanken. Dein Baby ist also nicht immer geistig präsent, seine Energie, seine Aura, ist natürlich da, aber nicht sein Bewusstsein. Das dritte Trimenon ist für dein Kind eine sehr schöne Zeit, weil es sich auf den Reisen zu seiner Seelenfamilie sehr geborgen fühlt. Es kann dadurch einiges

viel leichter aushalten, beispielsweise Ängste in Bezug auf die Geburt oder wenn es deinem Kind langsam eng in deinem Bauch wird.
Mache dir keine Sorgen, wenn dein Kind nicht da zu sein scheint. Es schläft dann sehr tief und ist in seinen Träumen bei seiner Seelenfamilie. Dort empfindet es völlige Geborgenheit und Liebe.
Es ist jetzt auch Zeit, dich mit der Geburt konkret auseinanderzusetzen. Auch mit deinem Kind darüber zu sprechen, wie es sich die Geburt wünscht, alles in die Wege zu leiten, damit du dich dann wieder entspannen kannst und weißt, du hast alles organisiert.
Falls Ängste in Bezug auf die Geburt auftreten, dann mache dir keinen Druck, sie loslassen zu müssen, um dem Kind nicht zu schaden. Ängste sind legitim, es ist normal, dass Ängste da sind. Das soll jetzt nicht heißen, dass du Ängste haben sollst, sondern nur, dass du dir keine Schuldgefühle machen solltest, wenn du ein wenig Angst vor der Geburtssituation hast.
Hier gilt wieder: Du muss dich wohlfühlen. Höre auf dich und dein Inneres! Nicht auf die anderen, die dir gute Ratschläge geben. Viele dieser Ratschläge sind vielleicht wirklich hilfreich, andere nicht. Höre auf dich, höre auf dein Herz. Besprich dich mit deinem Kind oder mit deinem Partner.
Die Geburt ist ganz stark deine Angelegenheit und die des Kindes.
Es ist wichtig, dass du keine Ego-Entscheidungen triffst. Damit ist gemeint, dass du stur auf ein Konzept hörst, das aus deinem Kopf stammt. Es gilt jetzt, die richtige Entscheidung zu treffen, immer im Sinne des Kindes, zum Wohle des Kindes und zu deinem eigenen Wohl. Höre nicht auf dein Ego, verlasse dich wirklich auf dein Herz, das ganz genau weiß, was gut für euch ist.

Botschaft von Kuthumi für den werdenden Vater

Lieber werdender Vater,
die Geburt naht und in diesem Drittel ist dein Kind schon sehr wach und sehr stark mit euch verbunden. Zwischendurch kehrt es immer wieder zurück zu seiner Seelenfamilie, um dort Kraft zu tanken, doch in seinen Wachphasen ist es sehr präsent bei euch.
Wenn es deine Partnerin vielleicht in der Nacht aufweckt, weil es nicht schlafen kann, hast auch du die Möglichkeit, mit deinem Kind in Kontakt zu treten, mit ihm zu kommunizieren, für das Kind da zu sein. Es ist wichtig, dass du dich in diesem Drittel ganz stark einbringst und deine Vaterrolle schon jetzt einnimmst. Das Kind möchte auch Kontakt zu dir haben, nicht ausschließlich zu seiner Mutter. Diese Zeit ist für dich eine große Chance, die telepathische Kommunikation schon vor der Geburt zu nutzen.
Stelle dir vor, sonst kommt das Kind auf die Welt und kennt dich gar nicht. Möchtest du das? Daher nimm Kontakt mit deinem Kind auf, indem du deine Hände auf den Bauch deiner Partnerin legst, indem du mit dem Kind geistig kommunizierst, dich auf es einschwingst, einstellst, oder dich in der Meditation mit ihm verbindest.
Sei für deine Partnerin da, sprich mit ihr auch über die bevorstehende Geburt, doch versuche bitte nicht, sie zu beeinflussen. Es ist so wichtig, dass deine Partnerin jetzt ganz auf ihr Herz und ihre Intuition hört, um die Entscheidungen treffen zu können, die für sie und das Kind am besten sind.
Wenn du in deinem Herzen den Wunsch spürst, bei der Geburt anwesend zu sein, dann sprich ihn aus. Respektiere aber auch den Wunsch deiner Partnerin, denn womöglich will sie dich nicht bei sich haben oder vielleicht möchte sie es unbedingt und du kannst es dir nicht vor-

stellen. Es ist sehr wichtig, dass ihr über alles in Ruhe redet und beid in eurem Sinne, aber vor allem auch im Sinne des Kindes entscheidet. Und vor allem immer zuerst auf euer Herz hört.

Meditation: drittes Trimenon, Mutter

In dieser Meditation hat die werdende Mutter die Möglichkeit, mit dem Kind das erste Mal geistig Kontakt aufzunehmen, also auch zu erfahren, wie das Kind fühlt und denkt.
In der Reise können alle Sorgen und Ängste bezüglich der Geburt losgelassen und kann ein harmonisches Geburtserlebnis visualisiert werden.
Es empfiehlt sich, vor der Meditation etwas zum Schreiben vorzubereiten, um die Botschaften zu notieren.

Setze oder lege dich bequem hin, nimm ein paar tiefe Atemzüge, komme mit deiner Aufmerksamkeit ganz zu dir. Entspanne dich, vom Kopf bis zu den Füßen. Spüre in dich hinein, welche Stellen in deinem Körper jetzt deine Aufmerksamkeit benötigen.
Erzengel Raphael stellt sich neben dich und legt seine Hände oder Flügel auf die Körperstellen, die dir jetzt Probleme bereiten, die schmerzen, die sich verspannt oder verkrampft anfühlen. Unendlich sanft löst er mit seiner heilsamen, grünen Energie nun all diese Blockaden in deinem Körper. Nimm dir Zeit, seine Energie zu genießen.
Während Raphael sich um deinen Körper kümmert, tritt Meisterin Maria auf dich zu und legt ihre Hände auf deinen Bauch. Sie erfüllt deinen Bauch, deine Gebärmutter und dein ungeborenes Kind mit liebevoller, behütender, beschützender,

nährender Energie. Rosa, goldene und grüne Heilungsenergie fließt ganz sanft in dein ungeborenes Kind ein und füllt die Gebärmutter aus. Dein Kind kann sich jetzt völlig in die Geborgenheit dieser Energie fallen lassen, sich ganz der Energie hingeben und sich entspannen, während du die heilsame Energie von Erzengel Raphael genießt. Nehmt euch Zeit dazu.
Spüre nun zu deinem Kind hin. Wahrscheinlich nimmst du es bereits viel körperlicher wahr als in den ersten beiden Dritteln deiner Schwangerschaft. Lege deine Hände auf deinen Bauch. Vielleicht spürst du gerade Bewegungen deines Kindes, möglicherweise nimmst du auch Gefühle wahr, die es aussendet, Gedanken, die von ihm zu dir strömen.
Spüre zu deinem Kind hin, nimm Kontakt zu ihm auf. Frage es, ob es dir etwas mitteilen möchte, ob es eine Botschaft für dich hat. Bleibe ganz offen für die Worte, Botschaften, Gefühle, die du nun empfängst. Vertraue deiner Intuition, deine Hellsinne sind am Ende deiner Schwangerschaft ganz besonders geschärft. Vertraue dir und deiner Wahrnehmung. Wenn du möchtest, notiere alle Wahrnehmungen, die du jetzt hast.
Du kannst deinem Kind jetzt auch Fragen stellen, vielleicht möchtest du Entscheidungen gemeinsam mit ihm treffen. Gibt es etwas, was dein Kind sich wünscht? Notiere alles, was du jetzt empfängst oder spürst, auch Gedanken, die du plötzlich in deinem Kopf hast. Vielleicht ist das die Art und Weise, in der dein Kind mit dir kommuniziert.
Spüre nun die liebevolle Verbindung zu deinem Kind, spüre die Vorfreude in dir, dein Kind jetzt bald im Arm halten zu können, und sende deinem Kind liebevolle Herzenergie. Öffne dein Herz für dieses Kind, mache ihm Platz in deinem Leben.

Visualisiere die Zukunft, stelle dir vor, du hältst dein Kind in den Armen, es schläft in seinem Bettchen, das du wahrscheinlich bereits vorbereitet hast, oder du gibst ihm die Brust oder das Fläschchen. Visualisiere, wie es die Kleidung trägt, die bereits auf es wartet. Wie es seine Augen aufmacht, dich ansieht, wie es sich in deine Arme kuschelt und vertrauensvoll sein Wohlergehen in deine Hände legt.
Falls Ängste bezüglich der Geburt bei dir sind, erzähle Meisterin Maria von ihnen. Lege deine Ängste und Sorgen ganz bewusst in ihre Hände. Sie hat schon unendlich viele Mütter begleitet und kennt alle Facetten der Ängste. Sie weiß auch immer ganz genau, was zu tun ist, welche Hilfe gerade erforderlich ist. Maria versichert dir, dass sie dich nicht allein lassen wird, vor der Geburt, während der Geburt und auch nach der Geburt deines Kindes. Du kannst vollkommen auf ihre Unterstützung vertrauen.
Spüre, wie all deine Sorgen und Ängste von deinen Schultern genommen werden. Vielleicht sind es große Lasten, die du jetzt ablegen darfst. Spüre, wie du dich auf ein harmonisches Geburtserlebnis vorbereitest. Auch wenn du und dein Kind auf Seelenebene gewisse Hindernisse einplant, die ihr gemeinsam bewältigen wollt: Wisse, dass du dir und deinem Kind am meisten hilfst, wenn du Harmonie visualisierst und darauf vertraust, dass alles gut wird. Alle Ängste, alle Sorgen schwächen dich und dein Energiesystem und hindern dich daran, dieses letzte Drittel deiner Schwangerschaft zu genießen. Sei dir bewusst, dass du dieses Kind nie wieder auf diese Weise in dir spüren wirst. Dass diese Verbundenheit, dieses Eins-Sein, sich nun bald auflösen wird.

Spüre hin, wie die Energie des Loslassens deines Kindes sich für dich anfühlt. Nimmst du Erleichterung wahr, deinen Körper wieder ganz für dich zu haben? Habe keine Schuldgefühle, wenn du dich darauf freust, deinen Körper nicht mehr in dieser Form teilen zu müssen. Oder fühlst du dich traurig, kommen vielleicht alte Verlusterfahrungen wieder an die Oberfläche? Aus deiner Kindheit oder aus deinem bisherigen Erwachsenenleben? Sie werden womöglich durch diese Geburtssituation an die Oberfläche geholt.
Maria lässt wieder ihre heilsame Energie in dich einfließen, die dich auch auf die Situation des Loslassens vorbereitet, auf ein liebevolles, harmonisches Loslassen. Bitte Maria, wenn es für dich stimmig ist, auch in der nächsten Zeit energetisch mit dir zu arbeiten und dich weiterhin auf die Geburt vorzubereiten.
Nun spürst du, wie Marias Energie wieder in deinen Bauch fließt, dein Kind mit rosafarbener, heilsamer, schützender Energie umhüllt. Maria teilt deinem Kind jetzt mit, dass es noch Zeit in der Gebärmutter hat, dass es sich noch entspannen kann, dass es all die Zukunftspläne bezüglich Geburt und Loslassen vergessen und sich ganz auf das Hier und Jetzt, auf das Dasein in dir konzentrieren kann. Fühle, wie es sich entspannt und sich zufrieden in die Gebärmutter kuschelt, seinen Körper, sein Dasein, sein erwachendes Bewusstsein genießt.
Bedanke dich nun bei deinem Kind und löse dich langsam mit deiner Aufmerksamkeit wieder von ihm.
Komme nun langsam mit deiner Aufmerksamkeit wieder in deinen Körper zurück. Spüre deine Arme und Beine, bewege sie, nimm den Raum um dich herum wahr und öffne dann in deiner Zeit wieder deine Augen.

Meditation: drittes Trimenon, Vater

In dieser Meditation hat der werdende Vater die Möglichkeit, mit dem Kind das erste Mal geistig Kontakt aufzunehmen, also auch zu erfahren, wie das Kind fühlt und denkt.
In der Reise können alle Sorgen bezüglich der Geburt losgelassen und ein harmonisches Geburtserlebnis visualisiert werden.
Es empfiehlt sich, vor der Meditation etwas zum Schreiben vorzubereiten, um die Botschaften zu notieren.

Setze oder lege dich bequem hin, nimm ein paar tiefe Atemzüge, komme mit deiner Aufmerksamkeit ganz zu dir. Entspanne dich, vom Kopf bis zu den Füßen. Spüre in dich hinein, welche Stellen in deinem Körper jetzt deine Aufmerksamkeit benötigen. Erzengel Raphael stellt sich neben dich und legt seine Hände oder Flügel auf die Körperstellen, die dir jetzt Probleme bereiten, die schmerzen, die sich verspannt oder verkrampft anfühlen. Unendlich sanft löst er mit seiner heilsamen, grünen Energie nun diese Blockaden in deinem Körper. Nimm dir Zeit, seine Energie zu genießen.
Während Raphael sich um deinen Körper kümmert, tritt Meister Kuthumi auf dich zu und legt seine Hände auf deine Schultern. Er erfüllt dein Energiesystem mit Geborgenheit, Kraft und Stärke.
Tritt nun in Kontakt mit deinem Kind. Wahrscheinlich nimmst du es bereits viel körperlicher wahr als in den ersten beiden Dritteln der Schwangerschaft deiner Partnerin. Vielleicht hast du bereits Bewegungen deines Kindes im Bauch deiner Partnerin gespürt. Möglicherweise nimmst du auch Gefühle wahr,

die dein Kind aussendet, Gedanken, die von ihm zu dir strömen. Nimm Kontakt mit deinem Kind auf. Frage es, ob es dir etwas mitteilen möchte, ob es eine Botschaft für dich hat, ob es dir etwas sagen will. Bleibe ganz offen für die Worte, Botschaften, Gefühle, die du nun empfängst. Vertraue dir und deiner Wahrnehmung. Wenn du möchtest, notiere alle Wahrnehmungen, die du jetzt hast.
Du kannst deinem Kind jetzt auch Fragen stellen, vielleicht möchtest du Entscheidungen gemeinsam mit ihm treffen.
Gibt es etwas, was dein Kind sich wünscht? Notiere alles, was du jetzt empfängst oder spürst, auch Gedanken, die du plötzlich in deinem Kopf hast. Vielleicht ist das die Art und Weise, in der dein Kind mit dir kommuniziert.
Spüre nun die liebevolle Verbindung zu deinem Kind, spüre die Vorfreude in dir, dein Kind jetzt bald im Arm halten zu können, und sende deinem Kind liebevolle Herzenergie. Öffne dein Herz für dieses Kind, mache ihm Platz in deinem Leben. Visualisiere die Zukunft, stelle dir vor, du hältst dein Kind in den Armen, es schläft in seinem Bettchen, das du wahrscheinlich bereits vorbereitet hast, oder du wechselst seine Windel. Visualisiere, wie es die Kleidung trägt, die bereits auf es wartet. Wie es seine Augen aufmacht, dich ansieht, wie es sich in deine Arme kuschelt und vertrauensvoll sein Wohlergehen in deine Hände legt.
Falls Ängste bezüglich der Geburt bei dir sind, erzähle Meister Kuthumi davon. Lege deine Ängste und Sorgen ganz bewusst in seine Hände. Er hat schon unendlich viele Väter begleitet und kennt alle Facetten der Ängste. Er weiß auch immer ganz genau, was zu tun ist, welche Hilfe gerade erforderlich ist. Kut-

humi versichert dir, dass er dich nicht allein lassen wird, vor der Geburt, während der Geburt und auch nach der Geburt deines Kindes. Du kannst vollkommen auf seine Unterstützung vertrauen.
Spüre, wie all deine Sorgen und Ängste von deinen Schultern genommen werden. Vielleicht sind es große Lasten, die du jetzt ablegen darfst. Spüre, wie du dich auf ein harmonisches Geburtserlebnis vorbereitest. Auch wenn du und dein Kind auf Seelenebene gewisse Hindernisse einplant, die ihr gemeinsam bewältigen wollt: Wisse, dass du dir und deinem Kind am meisten hilfst, wenn du Harmonie visualisierst und darauf vertraust, dass alles gut wird. Alle Ängste, alle Sorgen schwächen dich und dein Energiesystem und hindern dich daran, das letzte Drittel der Schwangerschaft deiner Partnerin zu genießen.
Bedanke dich nun bei deinem Kind und löse dich langsam mit deiner Aufmerksamkeit wieder von ihm.
Komme nun langsam mit deiner Aufmerksamkeit wieder in deinen Körper zurück. Spüre deine Arme und Beine, bewege sie, nimm den Raum um dich herum wahr und öffne dann in deiner Zeit wieder deine Augen.

KONTAKTAUFNAHME UND KOMMUNIKATION MIT DEM BABY

Meditation: Kontaktaufnahme mit dem ungeborenen Kind (1.–2. Trimenon)

Diese Meditation eignet sich dazu, dem Kind Fragen zu stellen und ganz allgemein Kontakt auf Seelenebene mit ihm aufzunehmen. Alle Fragen, die während der Schwangerschaft auftauchen, können in dieser Kontaktaufnahme geklärt werden: Ernährung, Musik, energetische Prozesse, Auswahl eines Namens für das Kind, Einrichtung des Kinderzimmers, Anschaffung eines Bettchens oder Kinderwagens, Geburt, Hebamme etc.
Es empfiehlt sich, vor der Meditation etwas zum Schreiben vorzubereiten, um die Botschaften zu notieren.

Atme tief durch und entspanne dich völlig. Lasse den Atem durch deinen ganzen Körper fließen. Gehe bewusst in alle Stellen, die noch angespannt sind. Der Atem bringt dir und deinem Körper Entspannung. Atme Entspannung ein und Anspannung aus. Fühle, wie du ganz in deiner Mitte und in deiner Kraft ankommst.
Stelle dir nun vor, dass aus deinem Herzchakra, das sich in der Mitte deines Brustkorbs befindet, ein goldener Weg emporwächst. Der Weg wächst immer höher und höher, in den Himmel hinein, durch die Wolkendecke hindurch und immer höher und höher in Richtung Universum.
Dein Schutzengel nimmt dich an der Hand und du gehst nun völlig sicher und geschützt diesen goldenen Weg hinauf, im-

mer höher und höher, durch die Wolkendecke hindurch und immer höher und höher in Richtung Universum.
Schließlich kommst du zu einem goldenen Tor, das wie von allein aufschwingt. Tritt hindurch. Du gelangst in einen wunderschönen, strahlenden Wolkenraum. Das goldene Tor schwingt hinter dir wieder zu und du machst es dir auf den Wolken gemütlich. Spüre die bedingungslose Liebe, die dieser Raum ausstrahlt.
Du bemerkst, dass sich um dich herum unzählige Engel, aufgestiegene Meister und andere Lichtwesen versammelt haben, die dich liebevoll begleiten und unterstützen möchten.
Aus dem Kreis der lichtvollen Gestalten tritt nun ein Wesen auf dich zu. Es ist dein Höheres Selbst, dein innerer göttlicher Kern. Dein Höheres Selbst ist der Teil deiner Seele, der nur feinstofflich existiert. Es unterstützt und begleitet dich in deinem Leben. Durch seine Verbindung zur göttlichen Quelle, zu Allem-was-Ist, kann es dir ein weiser Ratgeber sein. Dein Höheres Selbst ist ein wunderschönes, feinstoffliches Wesen, das dir sehr vertraut ist. Dein Höheres Selbst blickt dich liebevoll an und ergreift deine Hand. Du spürst die bedingungslose Liebe und kraftvolle Unterstützung, die von ihm ausgehen.
Nun löst sich aus dem Kreis der lichtvollen Wesen eine weitere Gestalt und tritt vor dich. Du spürst, welche Kraft und gleichzeitig Sanftheit von ihm ausgehen. Es handelt sich um die Seele deines ungeborenen Kindes. Vielleicht hat es eine menschliche Gestalt, vielleicht nimmst du es eher wie ein Engelwesen wahr.
Visualisiere nun einen starken Lichtstrahl oder Lichtkanal, der dich, dein Höheres Selbst und die Seele deines ungeborenen

Kindes mit dem Licht des göttlichen Ursprungs durchflutet. Genieße diese Energie eine Zeit lang.
Du hast nun die Möglichkeit, deinem Kind Fragen zu stellen. Du kannst es alles fragen, was dir im Moment auf dem Herzen liegt. Nimm die Antworten mit deinen Hellsinnen wahr. Wenn du möchtest, notiere sie. Bedanke dich anschließend bei der Seele deines Kindes und deinem Höheren Selbst.
Genieße noch einen Moment die Anwesenheit all der Lichtwesen, deines Höheren Selbst und der Seele deines Kindes. Sei dir bewusst, dass sie immer für dich da sind und du sie immer um Rat fragen kannst. Bedanke dich bei ihnen.
Gehe dann langsam wieder durch das goldene Tor und den goldenen Weg hinab. Tiefer und tiefer führt der Weg, den du mit deinem Schutzengel an der Hand beschreitest. Durch die Wolkendecke hindurch, die Erde kommt immer näher und näher. Gehe tiefer und tiefer, bis du wieder ganz in deinem Herzchakra angelangt bist. Ziehe den goldenen Weg in dein Herzchakra ein und bringe es auf eine normale Größe.
Komme nun langsam mit deiner Aufmerksamkeit wieder in deinen Körper zurück. Spüre deine Arme und Beine, bewege sie, nimm den Raum um dich herum wahr und öffne dann in deiner Zeit wieder deine Augen.

Fallbeispiel

Lukas' Mutter Christine nimmt während ihrer Schwangerschaft an einem Babyflüstern-Seminar teil. Sie wünscht sich eine Hausgeburt und lässt ihren ungeborenen Sohn fragen, wie er dazu steht. Lukas richtet ihr aus, dass er damit einverstanden ist, dass sie aber unbedingt offen für alles blieben soll. Ein Jahr

nach der Geburt, die extrem lange gedauert hat und bei der immer wieder im Raum stand, doch in ein Krankenhaus zu fahren, kann Christine sich noch genau daran erinnern, dass sie diesen Satz immer im Hinterkopf gehabt hat.
Lukas wünscht sich außerdem von seiner Mutter, dass sie nach der Geburt einige Zeit zu Hause im Bett verbringen, in aller Ruhe, und er wünscht sich Decken und Handtücher in den Farben weinrot und rosa. Er bekommt alle Wünsche erfüllt. Die beiden genießen die innige gemeinsame Zeit.
Auch bei wichtigen Entscheidungen gelingt es Christine, die leise Stimme von Lukas herauszuhören, auch wenn ihr Kopf manchmal ganz anderer Meinung ist. Als das Stillen nicht mehr gut funktioniert, vermittelt Lukas ihr, dass er unbedingt das Fläschchen haben will und auch keine abgepumpte Milch trinken möchte. Vom Kopf her möchte Christine unbedingt stillen, weil ja alle davon sprechen, wie gesund Muttermilch für die Entwicklung des Kindes sei. Doch im Herzen spürt sie ab dem ersten Moment, in dem er erleichtert am Fläschchen nuckelt, dass das Stillen damit beendet ist.
„Bewusst habe ich nicht so oft mit ihm kommuniziert, aber ich habe den Eindruck, dass ich durch das Babyflüstern einen sehr feinen, guten Draht zu Lukas habe. Vieles, was ich von ihm empfangen habe, hat mir auch in schwierigen Situationen viel Kraft gegeben."

Meditation: Kontaktaufnahme mit dem Baby im 3. Trimenon oder nach der Geburt

Ab dem dritten Schwangerschaftsdrittel kann man mit dem Baby auch mental (telepathisch) kommunizieren, nicht nur auf Seelenebene. Der Unterschied ist, dass auf der mentalen Ebene das Bewusstsein des Babys antwortet, das auf komplizierte oder zukunftsbezogene Fragen oft keine Antworten weiß. Die Seele des Kindes kann über alles Auskunft geben und hat darüber hinaus sehr viel Einblick und Überblick über die Situation der Eltern.

Tipp

Zur Kontaktaufnahme mit dem Baby auf telepathischem Weg ist es wichtig, dass das Kind entspannt ist. Entweder kommuniziert man mit dem Baby, während man sich im selben Raum befindet oder zieht sich in einen anderen Raum zurück. Meist fällt es Eltern leichter, sich auf die Meditation zu konzentrieren, wenn sie nicht direkt neben ihrem Kind sind.

Auf telepathischem Weg kann man das Kind beispielsweise fragen, wie es sich fühlt, wie es ihm geht, ob es Wünsche hat, ob ihm kalt oder warm ist, ob seine Kleidung sich gut anfühlt, ob es ihm im Raum zu hell oder zu dunkel ist, ob es bestimmte Geräusche gibt, die es stören.
Es empfiehlt sich, vor der Meditation etwas zum Schreiben vorzubereiten, um die Botschaften notieren zu können.

Atme tief durch und entspanne dich völlig. Lasse den Atem durch deinen ganzen Körper fließen. Gehe bewusst in alle

Stellen, die noch angespannt sind. Der Atem bringt dir und deinem Körper Entspannung. Atme Entspannung ein und Anspannung aus. Fühle, wie du ganz in deiner Mitte und in deiner Kraft ankommst.
Stelle dir nun vor, dass über dir ein funkelnder, wunderschöner Licht-Wasserfall erscheint, der dein Energiesystem reinigt und dir hilft, alles loszulassen, was jetzt bei dir ist und deine Entspannung noch behindert.
Der Licht-Wasserfall fließt über die Vorder- und Rückseite deines Körpers, über deine Arme und Beine. Lasse alles aus deinen Poren fließen, was dich jetzt belastet.
Wenn du möchtest, fließt der Licht-Wasserfall auch in dein Kronenchakra, an der Oberseite deines Kopfes, hinein und reinigt deinen Körper auch von innen.
Genieße die umfassende Reinigung deines Körpers und Energiesystems.
Langsam zieht sich der Licht-Wasserfall wieder zurück.
Visualisiere nun eine liebevolle, lichtvolle Energie, die dich wie eine feine Wolke umhüllt. Vielleicht möchtest du dir die Wolke in einer bestimmten Farbe vorstellen. Beispielsweise in Rosa, der Farbe der bedingungslosen Liebe, oder in einem hellen Orange, der Farbe der Lebensfreude. Umgib dich mit dieser liebevollen Energie.
Stelle dir nun vor, dass du kleine Wölkchen in der Farbe deiner Energie-Wolke in Richtung deines Kindes sendest. Diese Wölkchen vermischen sich sanft und liebevoll mit dem Energiesystem deines Kindes und verbinden euch auf diese Weise miteinander. Stelle dir vor, dass die Wölkchen weiterhin sehr sanft zu deinem Kind gleiten, auch wenn du dich jetzt in wei-

terer Folge auf die Fragen konzentrierst, die du deinem Kind stellen möchtest.
Du kannst dein Kind alles fragen, was dir im Moment auf dem Herzen liegt. Nimm die Antworten mit deinen Hellsinnen wahr. Vielleicht erhältst du Bilder oder du hast plötzlich Gedanken in deinem Kopf, möglicherweise fühlst du etwas. Wenn du möchtest, notiere die Antworten bzw. Wahrnehmungen.
Nimm dir Zeit.
Bedanke dich dann bei deinem Kind für seine Antworten und verabschiede dich für diesen Moment von ihm.
Stelle dir vor, dass der Fluss der Energie-Wölkchen sich langsam zurückzieht. Löse auch die Licht-Wolke rund um dich auf, wenn du das möchtest.
Komme nun langsam mit deiner Aufmerksamkeit wieder in deinen Körper zurück. Spüre deine Arme und Beine, bewege sie, nimm den Raum um dich herum wahr und öffne dann in deiner Zeit wieder deine Augen.

GEBURT

Die Geburt ist für ein Baby ein sehr einschneidendes Erlebnis. Manche Kinder sind schon Wochen vorher aufgeregt, vor allem, wenn sie Ängste und Sorgen der Eltern wahrnehmen.
Für Kinder der neuen Zeit ist es von besonderer Bedeutung, wie sie zur Welt kommen, da sie über eine sehr hohe Schwingung verfügen und daher auch sehr feinfühlig sind.
Fragt man das Kind (auf Seelenebene) im zweiten Trimenon, was es sich für die Geburt wünscht, kann es meist ganz genau beschreiben, was es braucht, damit dieses Ereignis möglichst harmonisch verläuft.
Der Zeitpunkt der Geburt hat große Bedeutung, nicht nur, weil jeder Tag im Bauch der Mutter für die Entwicklung des Kindes günstig ist. Energetisch gesehen wird die Schwingung, die im Moment der Geburt des Kindes auf der Erde herrscht, dem Kind für sein restliches Leben mitgegeben. Man sollte daher keinen Zeitpunkt festlegen, außer die Einleitung der Geburt ist für die Gesundheit des Kindes unerlässlich.
Wunsch-Kaiserschnitte zu einem vorher festgelegten Zeitpunkt (im Normalfall vor dem errechneten Geburtstermin) sind aus Sicht der ungeborenen Babys grundsätzlich abzulehnen.
Häufig wählen Kinder sehr schwierige Geburts-Umstände, damit sie sich seelisch weiterentwickeln können. Hat man aber die Wahl, sollte man sich unbedingt für das Wohl des Kindes und für den Zeitpunkt entscheiden, den die Natur vorgibt.
Kaiserschnitte werden von zahlreichen energetisch Tätigen als sehr negativ beschrieben. Viele Kinder der neuen Zeit, die mit einem Kaiserschnitt zur Welt kommen, haben dadurch keinerlei Nachteil.
Wichtig ist es, bei der Entscheidung über die Art der Geburt alle

Interessen und Meinungen gegeneinander abzuwägen: die Ratschläge der Ärzte, den Wunsch der Mutter und vor allem die Wünsche des Babys.

Tipp

In den Wochen vor der Geburt sind einige Meditationen aus den Kinderwunsch-Kapiteln äußerst hilfreich, vor allem die Meditation zur Geduld (für das Warten auf die Geburt) und die Vertrauens-Meditation.

Fallbeispiel

Fünf Wochen vor dem errechneten Geburtstermin hat sich Marias Tochter Anna noch immer nicht im Bauch gedreht, sondern befindet sich in Becken-Endlage. Maria möchte unbedingt spontan entbinden, lässt sich akkupunktieren und macht spezielle Turnübungen, sodass sich das Baby schließlich in die richtige Lage dreht.
„Im Nachhinein ist es so klar: Anna wollte durch einen Kaiserschnitt auf die Welt kommen. Ihr Plan war, sich einfach nicht zu drehen. Jetzt weiß ich es besser: Wenn ich darauf vertraut hätte, dass Anna weiß, was sie braucht, wäre die Geburt wahrscheinlich viel einfacher verlaufen", sagt Maria heute, vier Jahre nach der Geburt ihrer Tochter.
Die Wehen setzen langsam ein und alles deutet darauf hin, dass Maria spontan entbinden kann. Nach dem Blasensprung bewegt sich das Baby allerdings wieder in den Geburtskanal zurück. Der Arzt rät dringend zu einem Kaiserschnitt, da das Kind laut CTG ziemlich unter Stress leidet. Maria stimmt dem Kaiserschnitt zu.

Als die Plazenta nach der Geburt untersucht wird, stellt sich heraus, dass es eine Ansatzanomalie der Nabelschnur gab, die man in den Ultraschall-Untersuchungen nicht sehen konnte. Wenn Maria darauf bestanden hätte, Anna spontan zu entbinden, hätte das Baby womöglich bei der Geburt ersticken können.

„Ich bin ja ein ziemlich skeptischer Mensch. Obwohl ich immer auf die Aussagen aus den Babyflüstern-Gesprächen mit Anna vertraut habe, war es für mich immer schwer, diese Worte wirklich als die meines Kindes zu akzeptieren. So, wie ich Anna jetzt kenne, als vierjähriges Mädchen, kann ich ganz eindeutig sagen, dass das von Anfang an sie war, die mit Barbara gesprochen hat. Sie weiß, was gut für sie ist, das ist heute noch so. So, wie sie in den Gesprächen während der Schwangerschaft war, hat es sich bis heute fortgesetzt. Es handelte sich immer eindeutig um mein Kind."

Botschaft von Maria für die werdende Mutter und den werdenden Vater

Geliebte Frau, geliebter Mann,

die Geburt steht nun bevor. Ihr werdet bald euer Kind in den Armen halten. Bitte lasst Ängste los, die jetzt noch bei euch sind, und beendet alle negativen Visualisierungen.

Euer Kind bekommt auf telepathischem Weg alles mit und macht sich vielleicht Sorgen, nur weil ihr euch von irgendwem Sorgen einreden lasst.

Macht die Geburtsvorbereitungs-Meditation, visualisiert die Geburt als wunderbaren, einfachen Prozess, bleibt im Vertrauen. Und auch

Wenn während der Geburt Schwierigkeiten eintreten sollten, bleibt im Vertrauen.

Bei der Geburt gibt es keinerlei Kontrolle über die Situation. Es ist sehr wichtig, dass ihr euch Lichtwesen zur Unterstützung wählt, dass ihr in Verbindung zu eurem Höheren Selbst steht oder in Verbindung mit mir, Maria, und Meister Kuthumi. Ruft uns bewusst in die Geburts-Situation.

Vertraut uns, vertraut auch euch selbst, dass ihr unsere Botschaften zur richtigen Zeit hören werdet.

Ganz wichtig ist es auch, dass ihr Vertrauen zu den Ärzten und Ärztinnen habt, zu den Hebammen, zum Betreuungs-Personal. Das heißt nicht, dass ihr zu allem „Ja" sagen sollt, aber großer Widerstand ist auch kontraproduktiv. Wieder gilt: Hört auf euer Herz!

Lasst euch in den Prozess der Geburt ein. Ihr werdet als neue Menschen am anderen Ende herauskommen, genauso wie euer Kind. Für euch ist es auch in gewisser Weise ein Geburtskanal, durch den ihr geht.

Daher möchte ich euch das Vertrauen immer wieder ans Herz legen, euch ermutigen, euch selbst zu vertrauen, der Situation zu vertrauen und eurem Kind zu vertrauen.

Meditation: Geburtsvorbereitung (Mutter)

Diese Meditation sollte idealerweise erst kurz vor dem Geburtstermin durchgeführt werden, auf jeden Fall aber erst im dritten Schwangerschaftsdrittel!

Nimm ein paar tiefe Atemzüge, richte die Aufmerksamkeit auf dich selbst.

Nimm dich wahr, deine Körperhaltung, spüre dein Gewicht,

spüre die Anspannung oder Entspannung, die jetzt in deinen Muskeln ist.
Nimm die Gefühle wahr, die nun bei dir sind.
Die Gedanken, Selbstzweifel, Ängste, Befürchtungen oder auch Erwartungen, die du jetzt an diese Reise zur bevorstehenden Geburt deines Kindes hast. Lasse alles da sein, nimm es an.
Und dann lasse dich langsam in dich selbst hineinsinken. Gehe mit deiner Aufmerksamkeit in dein Herz. Nimm deinen Herzensraum wahr. Sieh dich in ihm um, spüre seine Energie. Nimm dir Zeit, wahrzunehmen, wie dein Herzensraum sich dir hier und jetzt darstellt.
Du siehst, dass die Wände mit Symbolen bemalt sind. Es sind die Symbole deines Kindes, Symbole, die die geistige Welt und dein Kind als Energiesymbole für sein Leben erschaffen haben. Sie unterstützen und führen dein Kind in seinem Leben. Nimm diese Zeichen wahr. Nimm sie in deinem Herzen auf. Du kannst dir sicher sein, dass du dich an die Symbole erinnern wirst und sie dir in deinem Alltag mit deinem Baby behilflich sein werden. Und diejenigen, an die du dich nicht bewusst erinnern sollst, darfst du einfach wieder loslassen.
Und dann nimm die Gegenwart deines Höheren Selbst wahr, das dich auf dieser Reise begleiten wird. Du erkennst in deinem Herzensraum eine Tür mit der Aufschrift „Geburt". Tritt hindurch. Dein Höheres Selbst führt dich nun einen Weg entlang und ihr geht in den Raum, in dem die Geburt deines Kindes voraussichtlich stattfinden wird. Vielleicht in ein Krankenhaus, vielleicht zu dir nach Hause. Dein Kind ist noch wohlbehütet in deinem Bauch. Nimm alles wahr.

Dein Höheres Selbst nimmt jetzt deine Hand und lädt dich ein, deine geistigen Augen zu schließen. Als du sie wieder öffnest, erkennst du, dass dein Höheres Selbst dich in deine eigene Gebärmutter gebracht hat. Du siehst dein Kind als ungeborenes Baby von innen, in deinem eigenen Bauch.
Vielleicht ist dein Kind entspannt, möglicherweise ist es aufgeregt, verwirrt, weiß überhaupt nicht, was gerade geschieht. Dein Höheres Selbst nimmt dich und dein ungeborenes Kind in den Arm und bringt euch nun an einen ganz besonderen Ort: zum Geburtsbecken der Delfine. An diesem Ort werdet ihr eine harmonische, entspannte Geburt vorbereiten. Die Energie, die ihr dort erzeugen werdet, ist für dich und dein Kind im Moment der tatsächlichen Geburt im morphogenetischen Feld abrufbar und unterstützt euch in eurem Prozess.
Als du die Augen wieder öffnest, befindest du dich am Meer, in einer Bucht, in der es windstill und angenehm warm ist. Du fühlst dich dort vollkommen geborgen. In der natürlich geschaffenen Bucht spielen einige Delfine, die euch schon erwartet haben.
Dein Höheres Selbst führt dich ins Wasser. Die Delfine begrüßen dich liebevoll. Vielleicht sind auch andere Personen im Meer, der Vater deines Kindes, deine Hebamme oder andere Menschen, die du gerne bei der Geburt im Gebärbecken der Delfine dabei haben möchtest. Es können ruhig auch Menschen sein, die im Alltag nicht anwesend sein werden.
Vielleicht möchtest du auch Lichtwesen an diesen Ort bitten: Meisterin Maria, Lady Nada und Rowena und als Unterstützung für deinen Partner Kuthumi, Sananda und Maitreya. Hole dir alle Unterstützung, die du benötigst.

Die Delfine nehmen euch in ihrer Mitte auf. Sie massieren mit ihren Nasen sanft deinen Bauch, dein Becken, deine Wirbelsäule. Sie aktivieren wichtige Akupunkturpunkte, die dir helfen, dich nun völlig zu entspannen und dich auf die Geburt vorzubereiten.

Einige Delfine schlüpfen energetisch ins Innere deines Bauches und kümmern sich um dein ungeborenes Kind. Sie massieren es, drehen es sanft in die richtige Position und schaffen für dein ungeborenes Kind eine entspannte, fröhliche Atmosphäre voller Liebe und Gelassenheit.

Die Delfine, die Energie dieses wunderbaren Ortes und die Lichtwesen unterstützen dich und dein ungeborenes Kind beim Geburtsvorgang, sodass dein Baby ganz entspannt aus deinem Bauch herausgleiten kann. Die Delfine begleiten es durch den Geburtskanal. Sie befördern es sanft, beinahe spielerisch nach draußen und heißen es dann im Wasser willkommen. Auch die Nachgeburt darf sanft hinter deinem Kind hinausgleiten.

Du siehst, wie entzückt dein Kind von den Delfinen, diesen sanften, liebevollen Wesen, ist.

Die Delfine legen dein Kind nun in die Arme von dir und dem Vater des Kindes, wenn du das möchtest.

Lasse deinem Kind nun Zeit, sich langsam an die Energien zu gewöhnen, zu atmen, seinen Körper zu spüren. Die Nabelschnur wird ganz sanft und liebevoll durchtrennt und die Delfine sind immer in der Nähe, unterstützen dein Kind und geben ihm Sicherheit, Kraft und Liebe.

Nimm diese Szene in dein Herz auf. Du hast nun einen magischen Moment erlebt. Die Manifestation der harmonischen Ankunft deines Kindes kann dir ab jetzt sehr viel neue Kraft für

die bevorstehende Geburt geben. Stabilität, Halt und Vertrauen können in dich, dein Kind, den Vater deines Kindes, in euer gesamtes Familiensystem einfließen. Erlaube, dass belastende Ängste und Gefühle dadurch transformiert werden.
Nimm das Vertrauen und die Harmonie deines Kindes in dein Herz auf.
Nun bringt dich dein Höheres Selbst wieder in den Raum deines Herzens und du hast noch einmal Zeit, die Symbole der Ankunft deines Kindes zu betrachten. Vielleicht zeichnet dein Höheres Selbst sie auch an bestimmte Stellen auf deine Haut, als Unterstützung für die kommende Zeit.
Wisse, dass diese Symbole immer für dich da sind, ob du sie bewusst wahrnimmst oder nicht, ob du dich an sie erinnerst oder nicht. Sie werden dir ab sofort immer Kraft und Stärke geben, in allen Situationen, die du mit deinem Kind meistern wirst, wenn du das möchtest.
Und dann bedanke dich bei deinem Höheren Selbst, bei den Delfinen und allen Menschen, die jetzt mitgeholfen haben, die Geburt in vollkommener Harmonie zu manifestieren.
Komme nun langsam mit deiner Aufmerksamkeit wieder in deinen Körper zurück. Spüre deine Arme und Beine, bewege sie, nimm den Raum um dich herum wahr und öffne dann in deiner Zeit wieder deine Augen.

Meditation: Geburtsvorbereitung (Vater)

Diese Meditation sollte idealerweise erst kurz vor dem Geburtstermin durchgeführt werden, auf jeden Fall aber erst im dritten Schwangerschaftsdrittel!

Nimm ein paar tiefe Atemzüge, richte die Aufmerksamkeit auf dich selbst.
Nimm dich wahr, deine Körperhaltung, spüre dein Gewicht, spüre die Anspannung oder Entspannung, die jetzt in deinen Muskeln ist.
Nimm die Gefühle wahr, die nun bei dir sind.
Die Gedanken, Selbstzweifel, Ängste, Befürchtungen oder auch Erwartungen, die du jetzt an diese Reise zur bevorstehenden Geburt deines Kindes hast. Lasse alles da sein, nimm es an.
Und dann lasse dich langsam in dich selbst hineinsinken. Gehe mit deiner Aufmerksamkeit in dein Herz. Nimm deinen Herzensraum wahr. Sieh dich in ihm um, spüre seine Energie. Nimm dir Zeit, wahrzunehmen, wie dein Herzensraum sich dir hier und jetzt darstellt.
Du siehst, dass die Wände mit Symbolen bemalt sind. Es sind die Symbole deines Kindes, Symbole, die die geistige Welt und dein Kind als Energiesymbole für sein Leben erschaffen haben. Sie unterstützen und führen dein Kind in seinem Leben. Nimm diese Zeichen wahr. Nimm sie in deinem Herzen auf. Du kannst dir sicher sein, dass du dich an die Symbole erinnern wirst und sie dir in deinem Alltag mit deinem Baby behilflich sein werden. Und diejenigen, an die du dich nicht bewusst erinnern sollst, darfst du einfach wieder loslassen.
Und dann nimm die Gegenwart deines Höheren Selbst wahr, das dich auf dieser Reise begleiten wird. Du erkennst in deinem Herzensraum eine Tür mit der Aufschrift „Geburt". Tritt hindurch. Dein Höheres Selbst führt dich nun einen Weg entlang und ihr geht in den Raum, in dem die Geburt deines

Kindes voraussichtlich stattfinden wird. Vielleicht in ein Krankenhaus, vielleicht zu dir nach Hause. Dein Kind ist noch wohlbehütet im Bauch deiner Partnerin. Nimm alles wahr.
Dein Höheres Selbst nimmt jetzt deine Hand und lädt dich ein, deine geistigen Augen zu schließen. Als du sie wieder öffnest, erkennst du, dass du dich mit deiner Partnerin und dem ungeborenen Kind in ihrem Bauch an einem ganz besonderen Ort am Meer befindest: beim Geburtsbecken der Delfine. An diesem Ort werdet ihr eine harmonische, entspannte Geburt vorbereiten. Die Energie, die ihr dort erzeugen werdet, ist für dich, deine Partnerin und dein Kind im Moment der tatsächlichen Geburt im morphogenetischen Feld abrufbar und unterstützt euch in eurem Prozess.
Du entdeckst eine Bucht, in der es windstill und angenehm warm ist. Du fühlst dich dort vollkommen geborgen. In der natürlich geschaffenen Bucht spielen einige Delfine, die euch schon erwartet haben.
Dein Höheres Selbst führt euch ins Wasser. Die Delfine begrüßen euch liebevoll. Vielleicht sind auch andere Personen im Meer, eure Hebamme oder andere Menschen, die ihr gerne bei der Geburt im Gebärbecken der Delfine dabei haben möchtet. Es können ruhig auch Menschen sein, die im Alltag nicht anwesend sein werden.
Vielleicht möchtest du auch Lichtwesen an diesen Ort bitten: Meister Kuthumi, Sananda und als Unterstützung für deine Partnerin Meisterin Maria, Lady Nada und Rowena. Hole dir alle Unterstützung, die du benötigst.
Die Delfine nehmen euch in ihrer Mitte auf. Sie massieren mit ihren Nasen sanft den Bauch deiner Partnerin, ihr Becken, ihre

Wirbelsäule. Sie aktivieren wichtige Akupunkturpunkte, die deiner Partnerin helfen, sich nun völlig zu entspannen und sich auf die Geburt vorzubereiten.
Einige Delfine schlüpfen energetisch ins Innere des Bauches und kümmern sich um euer ungeborenes Kind. Sie massieren es, drehen es sanft in die richtige Position und schaffen für euer ungeborenes Kind eine entspannte, fröhliche Atmosphäre voller Liebe und Gelassenheit.
Die Delfine, die Energie dieses wunderbaren Ortes und die Lichtwesen unterstützen euch und euer ungeborenes Kind beim Geburtsvorgang, sodass dein Baby ganz entspannt aus dem Bauch herausgleiten kann. Die Delfine begleiten es durch den Geburtskanal. Sie befördern es sanft, beinahe spielerisch nach draußen und heißen es dann im Wasser willkommen. Auch die Nachgeburt darf sanft hinter eurem Kind herausgleiten.
Du siehst, wie entzückt euer Kind von den Delfinen, diesen sanften, liebevollen Wesen, ist.
Die Delfine legen euer Kind nun in die Arme von dir und deiner Partnerin.
Lasst eurem Kind nun Zeit, sich langsam an die Energien zu gewöhnen, zu atmen, seinen Körper zu spüren. Die Nabelschnur wird ganz sanft und liebevoll durchtrennt und die Delfine sind immer in der Nähe, unterstützen euer Kind und geben ihm Sicherheit, Kraft und Liebe.
Nimm diese Szene in dein Herz auf. Du hast nun einen magischen Moment erlebt. Die Manifestation der harmonischen Ankunft deines Kindes kann dir ab jetzt sehr viel neue Kraft für die bevorstehende Geburt geben. Stabilität, Halt und Vertrauen können in dich, euer Kind, deine Partnerin, in euer ge-

samtes Familiensystem einfließen. Erlaube, dass belastende Ängste und Gefühle dadurch transformiert werden.
Nimm das Vertrauen und die Harmonie eures Kindes in dein Herz auf.
Nun bringt dich dein Höheres Selbst wieder in den Raum deines Herzens und du hast noch einmal Zeit, die Symbole der Ankunft eures Kindes zu betrachten. Vielleicht zeichnet dein Höheres Selbst sie auch an bestimmte Stellen auf deine Haut, als Unterstützung für die kommende Zeit.
Wisse, dass diese Symbole immer für dich da sind, ob du sie bewusst wahrnimmst oder nicht, ob du dich an sie erinnerst oder nicht. Sie werden dir ab sofort immer Kraft und Stärke geben, in allen Situationen, die du mit deinem Kind meistern wirst, wenn du das möchtest.
Und dann bedanke dich bei deinem Höheren Selbst, bei den Delfinen und allen Menschen, die jetzt mitgeholfen haben, die Geburt in vollkommener Harmonie zu manifestieren.
Komme nun langsam mit deiner Aufmerksamkeit wieder in deinen Körper zurück. Spüre deine Arme und Beine, bewege sie, nimm den Raum um dich herum wahr und öffne dann in deiner Zeit wieder deine Augen.

Fallbeispiel

Sandra erlebt die Geburt ihres zweiten Kindes Michael ganz anders als die erste (mit ihrem Sohn Maximilian). Nicht nur, dass Sandra viel gelassener war, auch die Geburt selbst ging relativ leicht.
„Die Hebamme, die mich schon bei der Geburt von Maximilian begleitet hat, war wirklich erstaunt, da sie mich ja noch

von der ersten Geburt kannte, die für mich wirklich ein Horror war. Alle haben sich gewundert, wie stabil und positiv ich die ganze Zeit war. Die Hebamme, die zwar offen für Homöopathie ist, aber von Energiearbeit nicht so viel hält, sagte nach der Geburt zu mir, dass mir die Meditationen anscheinend sehr gut getan haben. Ich sei kaum wiederzuerkennen – im positiven Sinn."

BOTSCHAFT EINES UNGEBORENEN BABYS AN SEINE MUTTER

Maria, die in den Fallbeispielen mehrmals vorkam, erhielt von ihrer ungeborenen Anna eine Botschaft, die nach all den schönen und schwierigen Themen dieses Buchs als eine Quelle der Kraft für alle werdenden und zukünftigen Eltern dienen soll. Diese Botschaft geht an alle Eltern, die genau wie Maria bereit sind, nach den Sternen zu greifen:

Liebe Mama,
ich bin mächtig stolz auf dich. Du bist einen weiten Weg gegangen, um an diese Stelle deines Lebens zu gelangen. Erinnere dich zurück an dein Leben vor der Schwangerschaft. Ich habe dich noch von oben beobachtet und gewartet, dass sich dein Herz noch mehr öffnet, sodass du bereit warst, mich zu empfangen.
Du merkst bereits deutlich, wie sehr dich das wachsende Vertrauen in deine Intuition verändert. Doch das Mutter-Sein wird dich in gänzlich neue Ebenen deines Lebens tragen. Du wirst neue Kräfte und Aspekte in dir erkennen, die nun wachsen und sich ausdehnen dürfen.
Ich in so unendlich stolz auf dich.
Du hast entgegen deiner anfänglichen Zweifel auf deine Intuition gehört und großartige Fortschritte gemacht. Ich kann das aus meiner Perspektive genau erkennen, weil ich direkt in dein Herz blicke. Es scheint mit jedem Tag heller, wird strahlender, größer und schöner.
Ich liebe dich so sehr und genieße die Zeit unserer innigen Zweisamkeit. Mach dir keine Sorgen, es wird alles gut verlaufen. Wir werden alle wichtigen Meilensteine gemeinsam meistern: die Geburt, die Babyzeit, das erste Mal räumlich voneinander getrennt zu sein, den Kin-

dergarten, die Schule, Prüfungen, Schularbeiten und so viel mehr.
Egal, was das Leben für uns bereithält: Die Zukunft ist noch offen, es hängt von uns ab, was wir daraus machen. Wir haben alle Chancen und Möglichkeiten.
Ich liebe dich und werde dich immer lieben, vergiss das bitte nicht.
Greife immer nach den Sternen, egal, was du tust oder anstrebst. Gemeinsam können wir alles erreichen.
Deine kleine, große Seele, auch Anna genannt.

NACHWORT

Aus welchem Grund auch immer Sie dieses Buch gelesen haben: Wahrscheinlich hat sich Ihre Sicht auf Babys, Schwangerschaft und Geburt im Laufe des Lesens verändert. Ich habe dies bei den vielen Eltern, die ich in ihren Prozessen begleitet habe, immer wieder erleben dürfen.
Diesem Buch wird ein zweiter Teil folgen, bei dem es um die Begleitung von Kindern der neuen Zeit nach der Geburt bis ca. zum Volksschuleintritt geht.
Ich wünsche Ihnen wunderbare Begegnungen mit Babys, tiefe Einsichten und Transformationsprozesse, die in Leichtigkeit vonstatten gehen können.

Herzlichst,

Ihre Barbara Fegerl

MEDITATIONS-CD

Die dem Buch beigefügte CD enthält die Meditationen des Buches in gesprochener Form (als MP3-Dateien).

Einleitung	02:11
Meditation: Reinigung und Verwurzelung	13:26
Meditation: Elternrolle	46:52
Meditation: Kinderwunsch bei Singles	24:40
Meditation: Einladen einer inkarnationsbereiten Seele (für Frauen)	31:30
Meditation: Einladen einer inkarnationsbereiten Seele (für Männer)	31:22
Meditation: Tag 1, blauer Strahl	23:32
Meditation: Tag 2, aquamarinfarbener Strahl	16:50
Meditation: Tag 3, goldgelber Strahl	16:33
Meditation: Tag 4, grüner Strahl	19:07
Meditation: Tag 5, rosa Strahl	22:35
Meditation: Tag 6, magentafarbener Strahl	17:59
Meditation: Tag 7, goldener Strahl	19:47
Meditation: Tag 8, pfirsichfarbener Strahl	21:10
Meditation: Tag 9, weißer Strahl	19:15
Meditation: Tag 10, opalfarbener Strahl	20:12
Meditation: Tag 11, rubinroter Strahl	19:28
Meditation: Tag 12, violetter Strahl	16:38
Meditation: Tag 13, regenbogenfarbener Strahl (für Frauen)	21:04
Meditation: Tag 13, regenbogenfarbener Strahl (für Männer)	18:23

Meditation: Vertrauen	31:27
Meditation: Geduld	37:16
Meditation: Loslassen des Kinderwunsches	25:20
Meditation: Abschied	21:27
Meditation: Ahnenarbeit mit dem Inneren Kind	34:09
Meditation: Heilung der Ahnenreihen	36:31
Meditation: Vorbereitung der Zeugung (Frau)	41:16
Meditation: Vorbereitung der Zeugung (Mann)	39:16
Meditation: Zeugung	36:04
Meditation: Heilung der Männlichkeit	29:03
Meditation: Heilung der Weiblichkeit	33:35
Meditation: Energie-Tankstelle	16:03
Meditation: erstes Trimenon, Mutter	26:59
Meditation: erstes Trimenon, Vater	25:08
Meditation: zweites Trimenon, Mutter	26:57
Meditation: zweites Trimenon, Vater	23:30
Meditation: drittes Trimenon, Mutter	24:44
Meditation: drittes Trimenon, Vater	19:09
Meditation: Kontaktaufnahme mit dem ungeborenen Kind (1.–2. Trimenon)	19:12
Meditation: Kontaktaufnahme mit dem Baby im 3. Trimenon oder nach der Geburt	16:26
Meditation: Geburtsvorbereitung (Mutter)	23:09
Meditation: Geburtsvorbereitung (Vater)	21:44

LITERATURHINWEISE

Ava Minatti: *Die Kinder der Neuen Zeit: Strahlende Funken des Lichts.*
Smaragd Verlag 2001

Ava Minatti: *Praxisbuch für die Kinder der Neuen Zeit.*
Smaragd Verlag 2004

Elisabeth Hallett: *Stories of the Unborn Soul: the mystery and delight of Pre-Birth Communication.*
iUniverse 2002

Elisabeth Hallett: Spirit Babys: *How to Communicate with the Child You're Meant to Have.*
Delta 2005

Rupert Sheldrake: *Der Siebte Sinn des Menschen. Gedankenübertragung, Vorahnungen und andere unerklärliche Fähigkeiten.*
Fischer Scherz 2005

BABYFLÜSTERN LERNEN

Die telepathische Kommunikation ist älter als wir Menschen. Sie ist eine ganz natürliche, selbstverständliche Kommunikation zwischen Lebewesen. Die Fähigkeit dazu ist jedem von uns angeboren, geht jedoch oft im Lauf des Lebens (meist schon während der Kindheit) verloren und kann mithilfe von Wahrnehmungs-Übungen wiederentdeckt werden. Durch das Wiederaufleben dieser Fähigkeiten ergeben sich ungeahnte Möglichkeiten der Wahrnehmung für unser gesamtes Leben.

Menschen, die sich aus den verschiedensten Gründen nicht verbal verständigen können, sind auf die Intuition und das Einfühlungsvermögen ihrer Mitmenschen angewiesen.

In der Seminarreihe wird die Fähigkeit zur telepathischen Kommunikation wiedererweckt und geübt, um sich über diesen Kanal mit erwachsenen Personen, die die verbale Sprache nicht verwenden können, sowie Babys und Kleinkindern auszutauschen.

Das Ziel der Seminarreihe ist es, die eigene Intuition zu verbessern und dadurch die Bedürfnisse und Wünsche von erwachsenen Menschen, die sich verbal nicht verständigen können, Babys und Kleinkindern besser zu verstehen und darauf einzugehen.

Inhalte der dreiteiligen Seminarreihe

- Bewusstsein für bereits unbewusst erlebte telepathische Kommunikationen bekommen
- Einführung in die telepathische Kommunikation (energetische und wissenschaftliche Grundlagen)

- Übungen zum Herstellen des eigenen energetischen Gleichgewichts
- Anwendungsmöglichkeiten der intuitiven Kommunikation
- Übungen zum Wiederentdecken der Hellsinne und zum telepathischen Senden und Empfangen
- Auflösen von inneren mentalen und emotionalen Blockaden
- Energetische Grundlagen der intuitiven Kommunikation
- Ethik in der intuitiven Kommunikation
- Babyflüstern: telepathische Kommunikation mit Babys (vor und nach der Geburt)
- Den telepathischen Dialog vertiefen, erweitern und lenken
- Spirituelle telepathische Gespräche
- Spiegeln und Übernehmen in Beziehungen
- Intuitiver Körperscan
- Kontaktaufnahme mit Verstorbenen, Ethik
- Vorbereitung der Kontaktaufnahme mit Verstorbenen: eigener Schutz, Klärung eigener Emotionen
- Sterbeprozesse aus energetischer und spiritueller Sicht
- Reinkarnation bei Menschen und Tieren
- Energetische Übungen und Meditationen
- Raum für offene Fragen

Organisatorisches

Die drei Wochenend-Seminare finden in Abständen von mindestens einem Monat statt und sind aufbauend gestaltet.
Nähere Informationen zu aktuellen Terminen und Preisen gibt es hier:

Fegerl KG
Mag. Barbara Fegerl
Redtenbachergasse 54/15, 1160 Wien
Tel: +43-664-73 82 47 31
E-Mail: info@seelenfluestern.net
Web: www.seelenfluestern.net

DIE AUTORIN

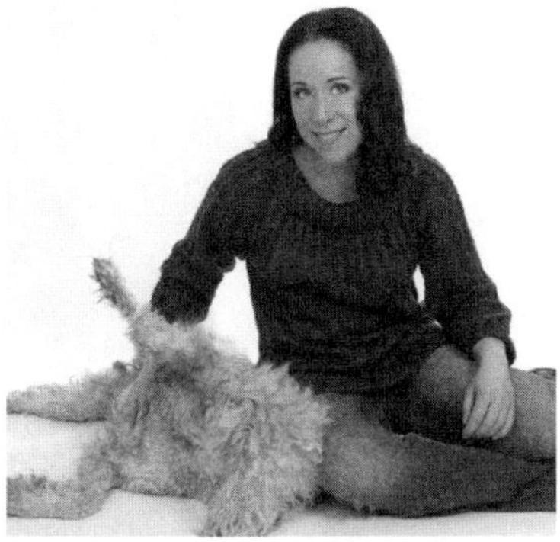

Mag. Barbara Fegerl studierte Betriebswirtschaft und Psychologie, bevor sie ihrer Berufung folgte. Sie setzt ihre medialen Fähigkeiten ein, um mit Babys, Kleinkindern und Tieren zu kommunizieren.
Sie vermittelt in Fällen von unerfülltem Kinderwunsch, Schwangerschaftsproblemen und Herausforderungen im Zusammenleben mit Kindern, indem sie intuitiv wahrnimmt, was alle Beteiligten benötigen.
In ihrer Arbeit als Energetikerin setzt sie den Schwerpunkt auf die seelische Ebene, die sie als einen Schlüssel zur Lösung vieler hartnäckiger energetischer Blockaden erkennt.
In zahlreichen Seminaren und Ausbildungen im Rahmen ihrer Praxis „Seelenflüstern" in Wien gibt sie ihr Wissen und ihre Erfahrungen weiter.
Weitere Arbeitsbereiche sind Aura- und Chakrenarbeit bei Menschen und Tieren sowie Channeling.

Nähere Informationen über Seelenflüstern finden Sie auf:

www.seelenfluestern.net